ESSAI SUR LE TRAITEMENT

DE

L'OTITE MOYENNE SUPPURÉE

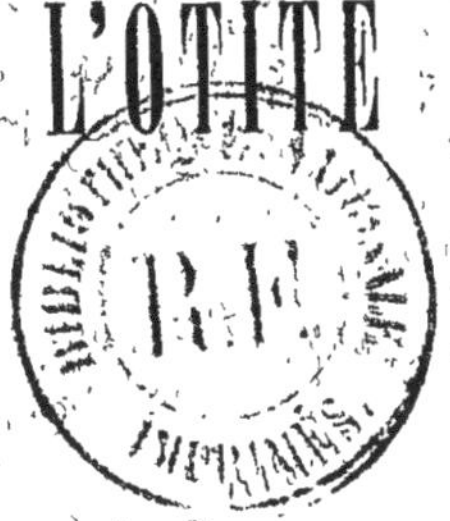

> Tant qu'il existe une otorrhée, nous ne sommes jamais en état de prévoir comment — où — quand elle se terminera — à quoi elle aboutira.
>
> WILDE.

PAR

Adolphe **MARTIN**

DOCTEUR EN MÉDECINE DE LA FACULTÉ DE PARIS

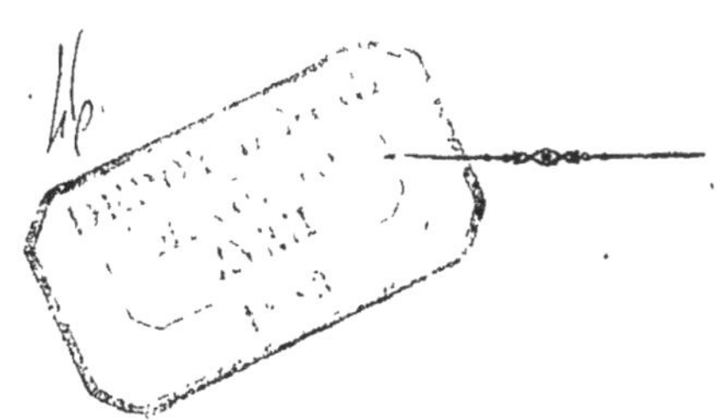

PARIS

ALPHONSE DERENNE

52, Boulevard Saint-Michel

1883

70

ESSAI SUR LE TRAITEMENT

DE

L'OTITE MOYENNE SUPPURÉE

> Tant qu'il existe une otorrhée, nous ne
> sommes jamais en état de prévoir com-
> ment — où — quand elle se terminera —
> à quoi elle aboutira.
>
> WILDE.

PAR

Adolphe MARTIN

DOCTEUR EN MÉDECINE DE LA FACULTÉ DE PARIS

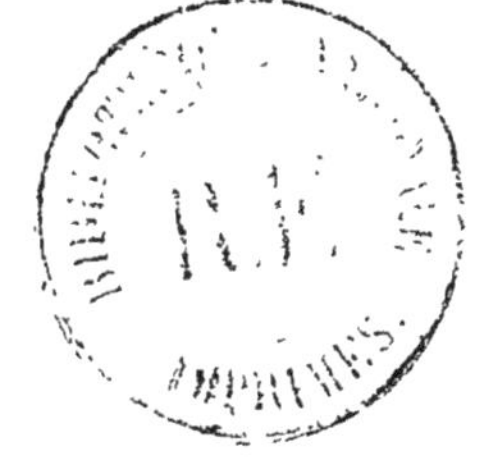

PARIS

ALPHONSE DERENNE

52, Boulevard Saint-Michel

1883

A MES PARENTS

Témoignage de respect et de reconnaissance.

A M. E. BAILLY

Témoignage d'amitié.

A TOUS MES AMIS

ESSAI SUR LE TRAITEMENT

DE L'OTITE MOYENNE SUPPURÉE

INTRODUCTION

Le traitement de la suppuration de l'oreille moyenne a
été l'objet d'un grand nombre de travaux, mais on n'a
pas indiqué jusqu'à présent la valeur comparative des divers procédés mis en usage et, même dans les ouvrages les
plus récents, les avantages d'une médication dans un cas
donné, ne sont pas mis en lumière. Aussi avons-nous
pensé, avec M. Miot, qu'il pouvait être utile de traiter la
question à ce point de vue.

Reconnaissant, avec presque tous les auteurs, l'influence
des diathèses et d'une mauvaise hygiène, mais ne pouvant
admettre qu'elles soient seules la cause déterminante des
suppurations de l'oreille moyenne, nous avons fait ressortir
l'influence des organes, et la nécessité de diriger contre
leur état morbide un traitement approprié. Nous passons
ensuite en revue les diverses substances employées par les
auteurs, c'est ce qui constituera le traitement local, à la
suite duquel nous ajouterons quelques mots sur les complications osseuses.

Martin   2

Nous consacrons un chapitre à la méthode révulsive, trop vantée autrefois, mais trop négligée aujourd'hui, nous l'intitulerons : traitement accessoire.

Après avoir fait l'énumération des principales médicacations, surpris de ne pas avoir trouvé dans les auteurs l'indication de *celle qu'il faut employer dans un cas donné* nous essayerons de combler cette lacune.

Nous terminerons notre thèse par des conclusions et des observations.

Qu'il nous soit permis de remercier ici notre maître M. le Dr Miot, des conseils bienveillants qu'il nous a prodigués. C'est sous son inspiration que nous avons entrepris ce travail. Puisse-t-il ne pas être trop indigne de lui.

TRAITEMENT GÉNÉRAL

La suppuration chronique de l'oreille moyenne étant
presque toujours liée à un état constitutionnel, le traitement général offre une grande importance. Le lymphatisme
et la scrofule méritent plus particulièrement de fixer notre
attention, parce que la majeure partie des suppurations
dont le jeune âge est atteint jusqu'à 16 et même 25 ans
peut être considéré comme une de leurs manifestations les
plus fréquentes.

Le traitement est hygiénique et pharmaceutique; le
premier est trés important, car à lui seul il peut enrayer la
maladie. On conseillera un air pur et sec, une habitation
bien aérée ; c'est en tenant les enfants renfermés dans des
pièces peu spacieuses, surchargées d'émanations organiques
de tout genre (logements insalubres, salles d'école, dortoirs)
qu'ils ressentent tout particulièrement les effets de la respi-
ration d'un air vicié. Il ne semble pas que jusqu'ici on ait
reconnu suffisamment l'action d'un air impur sur la muqueuse naso-pharyngienne, contre les parois de laquelle
se déposent plus particulièrement les poussières et l'excès
d'éléments aqueux et gazeux. Si le plus fort contingent
des maladies de cette muqueuse se rapporte précisément
aux années qui correspondent à l'enfance et à la période
d'école, cela ne dépendrait-il pas en grande partie de ce
qu'à aucun autre âge ces régions ne sont autant exposées
aux fâcheux effets de l'inhalation d'un air vicié. Il faudra

laisser le malade le plus possible au grand air et si cela ne se pouvait sur place, en raison du climat, on l'enverrait séjourner sous un ciel plus favorable. On a souvent remarqué que l'influence exercée par un hiver passé dans le midi, se manifeste, à la reprise du traitement en rendant plus efficace l'emploi des mêmes moyens qui jusqu'alors n'avaient guère donné de résultats.

Les malades feront de l'exercice, et on proportiohnera celui-ci à leurs forces. On leur donnera une alimentation substantielle composée de viandes rôties, de vins généreux, on excitera la peau par des frictions, des bains sulfureux aromatiques. En temps utile, on dirigera les malades vers un établissement thermal, ne dût-on en retirer d'autre avantage que celui de les soustraire à un milieu nuisible et de leur fournir l'occasion de se trouver en plein air. Les bains de mer, dont l'action fortifiante ne pourrait avoir qu'une influence favorable sur l'organisme, doivent être défendus aux malades atteints de suppuration de l'oreille : l'air frais et humide des côtes, les vents froids qui y soufflent vers le soir, peuvent amener des recrudescences vers l'organe primitivement affecté et compromettre une guérison qui allait être définitive.

On donnera, aux lymphatiques et aux scrofuleux, les préparations d'iode qui jouissent, à juste titre, d'un si grand crédit. Lugol donnait l'iode sous forme de teinture alcoolique, de 4 à 40 gouttes par jour ; mais l'iode métallique a l'inconvénient de troubler profondément les fonctions digestives, aussi est-il abandonné et lui préfère-t-on l'iodure de fer à la dose de 0 gr. 20 à 2 gram. ou bien l'iodure de potassium. On donne ce dernier chez les enfants depuis quelques centigrammes jusqu'à 1 ou 2 grammes, dans une tisane de houblon ou de pensée sauvage. Chez les adultes, on peut porter la dose de 1 à 4 grammes par jour. L'huile de foie de morue est un médicament qui paraît très utile contre la plupart des manifestations scrofuleuses. On mettera en usage les toniques : le quinquina et ses préparations, la gentiane, le fer, le pyrophosphate de fer et de manganèse à prendre 0 gr.10 à tous les repas. Négrier a préconisé les feuilles de noyer en infusion (une pincée pour 250 grammes d'eau) ou en extrait à la dose de 40 à 80 centigram.

Contre la diathèse herpétique, on donnera les préparations arsenicales :

Solution de Fowler	4 à 25 gouttes par jour.
»　　　Pearson	10 à 40　　»　　　　»
Granules arsénieux.	2 à 10　　(de 0 gr.001)
Pilules de Dioscoride	5 à 15　　　　　»

Une à deux cuillerées de la préparation suivante :

Arséniate de soude	0 gr. 10
Sp d'éc. d'or. amères	250　　»

Il faudra tenir un grand compte de la syphilis. On rencontre des plaques muqueuses du conduit, de la cavité naso-pharyngienne et en outre des accidents tertiaires qui se manifestent aussi bien chez le nouveau-né que chez l'adulte et le vieillard.

Chez les nouveaux-nés on donnera de la liqueur de van Swieten, une cuillerée à café dans du lait, deux bains de sublimé par semaine (sublimé 0 gr 25 à 1 gram. Alcool 10 gram.) dans une baignoire en bois ; ou bien on ordonnera des frictions aux parties fines des membres avec gros comme un pois de pommade mercurielle double.

Aux adultes on administera des potions iodurées ou des préparations mercurielles, à doses variables selon l'âge, et la période ou l'intensité de l'état diathésique.

Dans les fièvres éruptives et infectieuses, on devra surveiller attentivement l'organe de l'ouïe surtout lorsque le malade sera plongé dans la stupeur. Le mutisme et le peu d'impression qu'il éprouve du bruit produit dans son entourage, dépendent quelquefois d'une inflammation de l'oreille moyenne.

Dans la tuberculose, l'otite moyenne suppurée apparaît souvent dans la dernière période ; mais on l'observe quelquefois dans la première et la deuxième. C'est surtout dans ce dernier cas, qu'il faudra instituer un traitement, car on a vu des caries et des nécroses du rocher emporter des malades qui auraient résisté encore longtemps aux lésions organiques.

Influence des organes

Il existe, en dehors des suppurations produites par les diathèses et par une mauvaise hygiène des lésions trophiques consécutives à un état morbide des organes.

Les lésions trophiques auriculaires consécutives aux traumatismes exercés sur le grand sympathique et le trijumeau sont connues depuis les expériences de Cl. Bernard :

1° La section du grand sympathique détermine au bout d'un certain temps une hyperémie de l'oreille externe et surtout de l'oreille moyenne, parfois même la suppuration de cette dernière ;

2° La section du trijumeau engendre de plus grands désordres et en un temps moins long, ce qui prouverait que le nerf contient plus de vaso-moteurs que le grand sympathique, du moins pour ce qui est de l'oreille.

En clinique, on a vu des névralgies dentaires s'accompagner de douleurs vives au fond du conduit auditif et être suivies parfois d'une otite moyenne purulente.

La névralgie n'est pas toujours nécessaire, une dent cariée suffit.

Dans la séance du 22 octobre 1881, le Dr Wiet a présenté à la Société de Biologie des pièces sur lesquelles on pouvait constater des lésions auriculaires engendrées par l'élongation du nerf pneumogastrique chez le lapin. Les pièces qu'il a montrées offraient tous les degrés des altérations observées antérieurement : *fluxions, hémorrhagies, suppurations.*

Cependant ces altérations si prononcées ne reconnaissaient pas pour cause les lésions expérimentales du bulbe ou du trijumeau ; elles étaient survenues à la suite d'une élongation du pneumogastrique et c'est par le retentissement sur les origines bulbaires de ce nerf, que les oreilles avaient été frappées secondairement. Si les troubles bulbaires n'avaient pas été constatés, on aurait pu attribuer les altérations de l'oreille à une action directe du pneumogastrique par le filet d'Arnold qui concourt à la formation du plexus tympanique.

Il existe des observations, tendant à prouver que si l'élongation du nerf pneumogastrique produit la suppuration de l'oreille moyenne, l'irritation de ce même nerf par des altérations organiques peut produire les mêmes lésions. M. Miot a observé des cas d'otite moyenne suppurée liés à l'existence des néoplasmes de l'estomac. De notre côté nous nous demandons si les lésions pulmonaires de la tuberculose ne pourraient pas être une des causes de l'otite moyenne purulente si fréquente dans cette affection. Du reste, dans la pneumonie franche, on a observé cette coïncidence.

Nous avons vu que la section du grand sympathique déterminait la suppuration de l'oreille moyenne. Ne pourrions-nous pas émettre cette opinion : *que tout organe étant sous la dépendance du grand symphatique, une affection organique quelconque peut réagir sur l'oreille,* — et ne pourrait-on pas expliquer de cette façon la coïncidence d'affections auriculaires avec la suppression de certains flux normaux ou pathologiques tels que menstrues et hémorrhoïdes.

Tenant compte des possibilités, nous tirerons pour notre pratique la conclusion suivante : *Lorsqu'on aura à soigner une otite moyenne purulente, qui ne paraîtra pas se rattacher à des causes connues, il faudra s'enquérir minutieusement de l'état des organes, et si des perturbations*

ou des lésions organiques sont constatées, il faudra diri-
ger contre elles un traitement approprié.

TRAITEMENT LOCAL

Avant d'instituer un traitement local, il est de la plus
haute importance de se rendre un compte exact de l'état
des parties lésées. Le mieux serait de pratiquer des lavages dans le conduit, après lesquels on pourrait plus facilement porter un jugement.

L'inflammation des trois quarts externes du conduit
offre moins de gravité que si elle occupait un point même
très limité dans le voisinage du tympan. Dans le premier
cas, l'oreille peut être longtemps malade sans entraîner
aucun désordre ; dans le second, il est rare que la membrane du tympan, soit par son contact habituel avec le
pus, soit par la propagation de l'inflammation, ne finisse
par s'altérer elle-même.

La suppuration vient ordinairement de la caisse ; dans
ce cas le pus peut s'écouler par la trompe ou bien rester
emprisonné dans la caisse à cause de sa consistance ou du
gonflement de la muqueuse tubaire. Dans l'immense majorité des cas, le tympan se perfore ; toutefois cette membrane très résistante chez le jeune enfant ou bien épaissie
par des phlegmasies antérieures peut ne pas se déchirer.
La douleur est alors très vive, pulsative, et la membrane
tendue est refoulée en dehors. La stagnation du pus dans
la caisse déterminerait des accidents de la plus haute gravité en permettant à l'inflammation de s'étendre à l'oreille
interne, aux méninges et aux cellules mastoïdiennes : la

première indication qui se présente est donc de livrer une issue au pus, en pratiquant la perforation du tympan.

M. le professeur Richet, dans son ouvrage d'*anatomie médico-chirurgicale*, recommande de se conformer aussi rigoureusement que possible, pour l'ouverture des abcès de l'oreille moyenne, au procédé employé par la nature qui se borne à décoller simplement les insertions de la membrane à la partie inférieure du cercle tympanal.

Plusieurs praticiens ponctionnent la partie qui bombe le plus en dehors ; mais cette partie peut occuper les divers points de la membrane par suite d'adhérences avec la paroi interne de la caisse, consécutives à des inflammations antérieures.

M. Miot fait souvent une incision en avant et en bas du manche du marteau à trois millimètres environ de son extrémité inférieure, parce que dans cet endroit il n'y a aucun organe important que le tranchant du couteau puisse rencontrer ; en second lieu, parce que la distance qui existe entre la membrane du tympan et la paroi interne de la caisse est la plus considérable. Toutefois, à cause de la direction du conduit ou d'autres raisons on sera obligé quelquefois de pratiquer cette opération soit en arrière et en bas du manche du marteau, soit dans d'autres points. L'incision en avant et en bas du manche du marteau peut faciliter l'écoulement du pus, plus que dans un point situé au-dessus, mais il y a toujours stagnation de la matière purulente de la caisse à cause des rapports du cadre osseux. Si l'on veut éliminer complètement le pus, on sera obligé de faire une insufflation d'air dans la cavité tympanique par les procédés de Valsalva, de Politzer ou bien au moyen de la sonde.

La myringodectomie doit être pratiquée surtout pour éviter une gangrène du tympan ; M. Miot n'a jamais vu, après avoir pratiqué l'incision, cette destruction totale de la membrane qui s'observe si fréquemment, lorque le pus s'est frayé lui-même son chemin. Si l'inflammation a peu d'intensité, l'écoulement se tarit très vite, et la plaie se cicatrise par première intention. Si l'hyperémie est assez violente, on maintiendra la perforation ouverte en recommandant au malade d'employer quatre ou cinq fois par jour le procédé de Valsalva.

Les conséquences fâcheuses de l'otite purulente chronique au point de vue de l'organe auditif et de la santé générale résultant de la stagnation du pus, on doit :

1° Éloigner de l'oreille les humeurs qui s'y sont accumulées, y entretenir la plus scrupuleuse propreté ;

2° Combattre la décomposition du pus, qui ne peut jamais, en raison de la structure de l'organe, être complètement éliminé, de façon à rendre sa présence aussi inoffensive que possible ;

3° Réduire l'activité sécrétante de la muqueuse.

1° Entretien convenable de la propreté de l'oreille.

On entretient la propreté de l'oreille au moyen d'injections : il faut avoir une bonne seringue dont le bout ne soit ni trop long, ni trop mince, qui puisse être introduit sans douleur ; il ne doit pas boucher la lumière du conduit, pour permettre le reflux du liquide.

Les injections ne seront pas trop fortes : si le liquide allait frapper avec violence le tympan et surtout la paroi labyrinthique, on déterminerait des vertiges, des syncopes, des vomissements. Aussi devra-t-on appuyer la canule contre la paroi supérieure du conduit ; si elles étaient trop faibles, elles ne rempliraient pas le but.

On s'est servi de seringues en métal, mais elles sont trop petites, trop pesantes ; de seringues en caoutchouc durci, terminées en boule ou en cône ; de poires en caoutchouc ; d'un irrigateur : ce procédé est préférable, à condition que le jet soit modéré ; aussi ne faut-il jamais oublier de dire au malade de l'ouvrir au quart seulement. Dans le but de faciliter l'administration des injections on a construit un embout en caoutchouc percé d'un conduit central dans toute son étendue et creusé d'une rainure sur sa circonférence dans le sens longitudinal ; il a une forme olivaire et se moule exactement sur le pourtour du conduit auditif externe. Le grand avantage que présente ce système, c'est d'éviter au malade l'inconvénient de se blesser le fond de l'oreille.

Le siphon auriculaire, employé beaucoup par Itard, a été adopté depuis par un certain nombre de praticiens ; il offre l'avantage de donner un jet d'intensité variable suivant la hauteur à laquelle on le place ; de plus l'écoulement est continu, et le liquide ne renfermant pas de bulles d'air comme dans les appareils à boule ou l'irrigateur, le lavage ne détermine pas de douleur.

On a recours pour pratiquer les injections, à de l'eau

pure ou médicamenteuse. L'eau pure doit être préférée ; puisque l'on veut obtenir un simple lavage, il n'est pas utile d'employer des médicaments.

Les injections pratiquées, il faut sécher le conduit : pour cela, il n'y a qu'à exercer des tractions sur le pavillon, pendant que la tête est penchée du côté lésé.

Si le cas est grave, l'écoulement abondant, on conseille de coucher le malade du côté atteint pour empêcher la stagnation du pus, on peut répondre que dans cette position l'oreille se congestionne facilement.

Il ne faut pas abuser des injections, elles doivent être abondantes, mais non fréquentes ; deux fois par jour suffisent, en plus grand nombre elles pourraient déterminer du gonflement de la peau du conduit et même des furoncles, à moins que l'on ne fit usage d'eau salée pour empêcher l'endosmose.

2° Combattre la décomposition du pus qui ne peut être éliminé.

Plus la perforation est petite, plus le pus tend à s'accumuler et plus le liquide a peu de tendance à pénétrer ; on doit alors faire exécuter au malade les expériences de Valsalva et de Politzer ou bien passer la sonde.

On insuffle de l'air pour débarrasser l'oreille des matières qui s'y trouvent et l'on fait pénétrer de petites quantités de liquide jusqu'à ce qu'il s'écoule librement ; on a ainsi un nettoyage complet de la trompe et de l'oreille moyenne. La perméabilité de la trompe se trouvant augmentée, l'écoulement des produits de la sécrétion est facilité et la décomposition sur place est prévenue.

On doit se servir des liquides les plus propres à combattre la décomposition putride.

D'après de Troeltsch, on doit éliminer d'emblée les décoctions renfermant des parcelles végétales ; on peut répondre que ce sont là de simples vues théoriques ; M. Miot a employé souvent des décoctions de pavot, de guimauve, etc., et jamais il n'a observé les inconvénients signalés par les auteurs allemands.

L'eau froide est mal tolérée, elle peut provoquer des vertiges. Nous adopterons volontiers une solution aqueuse de sel de cuisine 1 pour 100, une solution d'acide phénique, d'acide salicylique, de permanganate de potasse très faible. Cette dernière constituerait un bon moyen, mais le permanganate de potasse a l'inconvénient de teindre en violet les parties avec lesquelles il est mis en contact.

On peut insuffler par la sonde de l'air pur ou bien chargé de vapeurs médicamenteuses.

Ces douches sont :

1° Balsamiques : Benjoin, myrrhe, tolu.

2° Aromatiques, excitantes : Genièvre, lavande, acide acétique.

3° Résolutives : Iode, chlorhydrate d'ammoniaque, calomel.

4° Narcotiques, antispasmodiques : Jusquiame, éther, chloroforme, laurier cerise.

Les douches, pendant que la suppuration est abondante, n'ont pour but que débarrasser la caisse du pus qu'elle renferme. Celles qui sont médicamenteuses même, par la modification à peu près insignifiante qu'elles portent sur les surfaces malades, permettent de leur attribuer un rôle presque exclusivement mécanique.

Chez les sujets bien portants, quand l'affection de l'oreille n'est pas invétérée, des soins de propreté, la désinfection méthodique peuvent suffire pour enlever l'odeur et tarir la suppuration.

3° *Réduire l'activité sécrétante de la muqueuse.*

Quand la muqueuse de l'oreille moyenne a subi des changements trop profonds, il faut l'aide d'autres agents curatifs; les instillations sont fréquemment employées.

Il ne faudrait pas compter sur les instillations médicamenteuses dans le canal de l'oreille, si l'accès de la caisse était difficile à cause de l'exiguité de la perforation ou du gonflement des tissus; dans ce cas on instillerait le liquide dans le conduit, puis par un des procédés connus, on ferait pénétrer de l'air dans l'oreille. moyenne; les bulles d'air viendraient éclater à la surface du liquide et celui-ci remplacerait le vide produit.

On a employé le sulfate de zinc à la dose de 1 pour 100.

On s'est servi de nitrate d'argent à l'état de solution astringente, 1 à 2 pour 100. Cette solution paraît ne pas avoir de grands avantages, elle a pour inconvénients de maculer le linge et de masquer sous une coloration noire très persistante l'aspect de certaines parties et d'en entraver ainsi l'examen. Le titre de cette solution a été doublé dans les cas rebelles, probablement dans le but de modifier des granulations, mais il faut tâter la susceptibilité du malade, car il se développe souvent une otite diffuse.

Le sous-acétate de plomb et le perchlorure de fer ont des propriétés astringentes très prononcées, mais au dire des Allemands, ils forment des concrétions qui s'incrustent dans les points dépouillés d'épiderme, dans les endroits couverts de granulations et peuvent constituer un amas assez considérable pour entraver la sortie du pus.

M. Miot prescrit des instillations de sous-acétate de plomb liquide au 1/50, et nous avons pu remarquer à sa clinique que bien loin d'avoir les inconvénients signalés, elles jouissent au contraire de la propriété de laisser un dépôt finement granuleux sur la partie malade et de la préserver ainsi du contact de l'air.

Le sulfate de cuivre cristallisé a été employé par Lucœ; l'alcool absolu par Weber-Liel. L'alcool très avide d'eau diminue l'infiltration ; et la muqueuse rouge, gonflée devient souvent pâle et affaissée ; mais il détermine quelquefois des douleurs très vives. Le tannin et l'alcool, parties égales, est recommandé par M. le professeur Duplay, alors que tous les moyens paraissent sans effet : il en imbibe un petit tampon d'ouate destiné à être introduit au fond du conduit, et il laisse ce tampon en place pendant vingt-quatre heures. L'acide phénique 1 à 2 pour 100, le permanganate de potasse très étendu, l'acide salicylique 4 pour 100, la glycérine phéniquée 1 pour 100, le borax 4 pour 100 ont été administrés dans les cas simples comme dans les cas compliqués.

Le sulfate d'alumine a été employé, la première fois, par Homolle ; il est remarquable autant par sa très grande solubilité que par ses propriétés astringentes si on l'emploie en solution étendue et ses propriétés profondément modificatrices si on l'emploie en solution concentrée.

Le sulfate d'alumine employé à la conservation des cadavres en retarderait presque indéfiniment la putréfaction, on ne pouvait donc qu'attendre les meilleurs résultats de cette solution, et en effet, dans les trois ou quatre jours qui en suivent l'usage, l'écoulement peut être considérablement diminué et être réduit à l'état de suintement.

. Le sulfate d'alumine continue son action jusqu'à ce qu'une sécrétion nouvelle assez abondante, éloigne de la muqueuse le magma formé par lui et les débris organiques que se présentent alors sous l'aspect de substances demi-crayeuses, imputrescibles ; de là la nécessité de remplir à nouveau l'oreille de la substance modificatrice.

On l'a considéré comme plus astrictif que l'alun ordinaire dont l'une des bases, potasse, tempérerait l'action de l'autre base alumine ; nous avons remarqué cependant, qu'il déterminait moins de furoncles que lui.

THÈSE DE BRISSON 1880

Sulfate d'alumine et hydrate de chloral.

		âge	durée	guérison
Obs.	1	33	3 ans	3 jours
	2	23	15 »	8 »
	3	6	récente	2 »
	4	28	6 »	6 »
	5	8	3 »	3 »
	6	35	récente	2 »

Martin

Age	Durée	Guérison.		
7	21	3 mois	4 »	
8	21	5 »	5 »	
9	11	10 »	6 »	
10		1 mois	6 »	
11	42	aiguë	4 »	
12	30	récente	3 »	
13	55		2 »	
14	2	8 mois	31 »	(retardée par coryza violent,
15	1	récente	15 »	(coexistence d'un eczéma du conduit).
16	24		2 »	
17	6		8 »	
18	29	10 ans	2 »	
19	35	6 »	8 »	
20	24	10 »	5 »	
21	23	20 »	5 »	

Presque tous les malades sont atteints de catarrhe naso-pharyngien, et d'obstruction des trompes.

M. Brisson a employé comme traitement local la solution suivante :

Eau dist.	100 gram.	
Hyd. de chloral . .	1	—
Sulf. d'alumine . .	3	—

Et contre le catarrhe naso-pharyngien cette formule :

Eau distillée.	10 gram.	
Iodure de pot. . . .	0,50	—
Teinture d'iode. . . .	5	—

L'hydrate de chloral a été employé seul ou associé à une autre substance. M. Miot l'associe ordinairement au sous-acétate de plomb et au sulfate d'alumine.

C'est en recherchant les propriétés sédatives de l'hydrate de chloral sur les plaies qu'on a découvert ses précieuses qualités comme topique, et la première application qui en fut faite appartient à un médecin italien qui l'employa en 1871, avec succès, pour panser des ulcères vénériens. C'est à Dujardin Beaumetz et à Martineau qu'est due la généralisation de son emploi comme topique. Dujardin Beaumetz explique les puissants effets du chloral sur les plaies par ses propriétés fermentescibes, mais il est certain qu'en outre le chloral agit d'une façon spéciale sur les tissus, soit par ses propriétés coagulantes pour l'albumine, soit autrement ; toujours est-il que les surfaces suppurantes pansées à l'hydrate de chloral se détergent très vite, et marchent rapidement à la cicatrisation. En instillations dans l'oreille, il faut employer une solution faible au cinquantième ou au quarantième ; à trop forte dose, il produit de l'otite diffuse.

Le Dr Bezold de Munich a employé le permanganate de potasse, l'acide phénique, l'acide salicylique, mais tous ces agents lui ayant donné de nombreux insuccès, il a essayé une dissolution concentrée d'acide borique ; comme il ne voyait pas la muqueuse réagir, il a essayé l'acide borique en poudre.

1re STATISTIQUE.

Otite moy. purulente	29 cas
Perdus de vue.	6
Apparitions de productions épidermiques avec formation de polypes.	1
Cessation de la suppuration.	22
durée moyenne.	13 jours
la plus longue.	35

Otite moyenne purulente . . . . 116 cas
Compliquées. 14
Perdues de vue 20
Suppuration très diminuée 6
Sans amélioration 3
Guérison complète 70
En cours de traitement 3
Guérison en moyenne. . . . . 19 jours.

Les otites suppurées aiguës, dit l'auteur, guérissent par de simples soins de propreté, mais avec l'acide borique la durée est moindre, et ce seront surtout les otites purulentes chroniques qui bénéficieront du traitement antiseptique.

Voilà de beaux résultats. Mais le Dr Filippini nous donne dans sa thèse des guérisons bien plus rapides :

		Durée ant.	Age			
Obs.	1	2 ans	40	Guérison en	9 jours.	
	2	«	30		30 «	
	3	3 «	16		8 «	Rechute (polype), 4 mois après. Guérison en 2 jours.
	4	15 «	16	Or. d.	3, or. g. 15.	
	5	10 «	19		3 jours.	
	6	3 mois	2		4 «	
	7	22 ans	23		11 «	
	8	3 «	11		20 «	Rechute (Rougeole) 4 mois après. Guérison en 2 jours.
	9	plus mois	50		6 «	

10	34 ans	49	Or. dr.	38 or. g. 34
11	3 «	10	16 jours.	Rechute (Giffle).
				Guérison en 6 jours.
12	4 mois	12	46 «	

L'acide borique a été considéré comme astringent, irritant c'est une erreur : il ne produit aucune coagulation, il a des effets détersifs et calmants. Excellent antiseptique, il peut prévenir et empêcher la suppuration et si elle est établie, la diminuer et l'arrêter en enlevant les éléments nécessaires, il fait disparaître la fétidité du pus.; il a une action moins énergique que celle des autres composés antiseptiques, ce qui constitue un avantage, étant applicable là où d'autres agents énergiques présentent des inconvénients.

M. Miot emploie l'acide borique en solution de 1 à 5 pour 100, selon les cas. Il a constaté, comme le Dr Bezold, que ce moyen n'était pas brillant et nous avons pu remarquer à sa clinique que l'acide borique en poudre produisait de meilleurs effets.

Le malade ne pourra .s'introduire lui-même la poudre d'acide borique : un aide intelligent sera indispensable ; celui-ci devra placer le médicament dans le conduit et avec un tube faire des insufflations d'air pour le projeter sur les parois de la caisse, ce qui sera facile pourvu que la perforation soit assez large.

Nous avons vu employer l'iodoforme par M. Miot. Cet agent, par la facilité de son emploi, ses propriétés de calmer les douleurs, de modifier favorablement les plaies et d'absorber la sécrétion purulente paraît, à mesure que son usage devient plus fréquent, mériter la faveur que M. le professeur Bouchardat avait prévue pour lui, lors de son apparition dans la science en 1846. Quand on voit son action si prompte, on est fondé à croire que ce médicament n'agit pas seulement comme poudre absorbante, mais qu'il est en réalité un puissant modificateur local. Cette action, il la doit probablement à la grande quantité d'iode qu'il renferme. L'iodoforme a été indiqué pour la première fois par Rankin, comme traitement de l'otite moyenne purulente. Nous avons pu constater à la clinique de M. Miot que sous l'influence de cet agent la suppuration s'arrêtait très vite ; il est des cas dans lesquels une seule application suffit.

Mais s'il offre des avantages, il a des inconvénients ; chez les enfants, il provoque des maux de tête et de l'insomnie ; de plus son odeur se transmet par la trompe d'Eustache et les malades perdent quelquefois l'appétit. Pour obvier à ces inconvénients M. Miot a prescrit longtemps les formules suivantes :

1º iodoforme porphyrisé. . . . . 5 grammes.
Essence de vanille.
    «   Néroli   Q. s. pour désinfecter.
    «   Lavande
2º iodoforme porphyrisé. . . . . 5 grammes.
Camphre pulvérisé. . . . . 0 gr. 50.

Toutefois l'expérience lui a prouvé que l'iodoforme ainsi désinfecté n'agissait pas aussi bien que l'iodoforme en nature, aussi a-t-il renoncé tout dernièrement à ces formules ; il prescrit simplement de l'iodoforme finement pulvérisé.

Certaines otorrhées purulentes, malgré la variété des

médicaments employés, peuvent se montrer très rebellés, elles guérissent pour reparaître au bout d'un temps plus ou moins long.

Pourquoi ces récidives?

La suppuration de la caisse est liée dans l'immense majorité des cas, à l'existence du catarrhe naso-pharyngien ; on peut s'en rendre un compte aisé grâce à la perforation du tympan qui coexiste presque toujours avec l'affection qui nous occupe. Si l'inflammation de l'arrière cavité des fosses nasales n'est pas guérie, la moindre poussée retentira sur la caisse et la suppuration qui paraissait tarie, prendra un nouvel essor. Il faut donc traiter le catarrhe naso-pharyngien, source première. On le modifiera par des gargarismes astringents : alun, borax, chlorate de potasse, etc. ; des badigeonnages avec la teinture d'iode ou bien par des injections nasales faites avec de l'eau tiède légèrement salée, un mélange à parties égales de lait tiède et d'eau salée, ou bien quand il y a fétidité de l'haleine et ozène avec la préparation suivante : (une cuillerée à café par litre d'eau):

```
Acide phénique . . . . . . .   1 gr. 50
Extrait de goudron. . . . . .   25  grammes.
Alcool rectifié . . . . . . . .   50   —
Eau distillée. . . . . . . . .  125   —
```

à laquelle on peut ajouter 1 gramme d'hydrate de chloral.

Pour faire ces injections nasales, on peut se servir d'un irrigateur muni d'un tube de caoutchouc, ou d'un siphon.

Le malade se sert du vase qu'il veut pourvu qu'il soit propre ; il n'a plus qu'à introduire dans ce vase un tube en
caoutchouc par l'une de ses extrémités, tandis qu'il introduit l'autre dans l'une des narines. Le malade, après avoir
légèrement incliné la tête en avant, respire par la bouche ;
le liquide entre par la narine dans laquelle se trouve
le tube, et sort par l'autre en entraînant les matières qui
peuvent être contenues dans l'arrière-cavité des fosses
nasales.

On pourra avoir recours à des badigeonnages et à des
injections à l'intérieur des narines avec des solutions variables selon les espèces diverses de rhinites.

Dans les rhinites strumeuses, les injections iodées sont
les meilleures — quand elles sont accompagnées de développement des veines M. Miot prescrit la solution suivante :

Ergotine.	1 gram.
T. d'iode.	4 »
Iodure de potassium.	1 »
Glycérine.	30 »
Eau.	10 »

En badigeonnages, deux fois par jour.

Dans les rhinites herpétiques, notre maître s'est très bien
trouvé de cette préparation :

Acide phénique	6 gram.
Bicarbonate de soude	10 »
Biborate de soude	10 »
Eau	100 »

Dans les rhinites syphilitiques, la liqueur de Van Swieten en injections, nous a donné de bons résultats.

L'hypertrophie des amygdales ou leur tendance à s'en-
flammer et à s'abcéder peuvent agir à la façon de corps
étrangers, et, par le trouble qu'elles provoquent dans la
circulation, entretenir l'irritation du pharynx. C'est surtout lorsqu'il s'agit d'enfants ou de jeunes gens que l'ablation des amygdales influe avantageusement sur l'oreille
moyenne ; elle assure le succès des médicaments qui
avaient échoué jusque là. On peut se servir de topiques
tels que : teinture d'iode, iodure d'ammonium, acide chro-
mique. L'amygdalotomie quand elle est pratiquée avec
l'amygdalotome ordinaire peut donner suite à des hémorrhagies inquiétantes, et l'aspect gangréneux ou diphthéri-
tique, offert par la surface des plaies dans les premiers
jours qui suivent l'opération, ont décidé plusieurs praticiens à modifier ou à détruire les amygdales par la galvano-
caustique. M. Miot a obtenu de beaux résultats à l'aide de
ce procédé, qui a l'avantage de ne pas entraîner de réac-
tion inflammatoire.

En général, de 2 à 5 séances suffisent pour obtenir
l'atrophie complète.

Si le traitement de l'inflammation naso-pharyngienne est
d'une grande importance, celui de la perforation qui est
presque toujours liée à l'otite moyenne purulente doit être
l'objet de soins attentifs. Il ne faudra pas songer à faire
des tentatives de cicatrisation tant qu'il existera une hyperémie de la caisse, car la moindre substance irritante ferait
revenir l'écoulement.

Lorsque l'hyperémie a disparu depuis un certain nom-

bre de jours, la muqeuse de la cavité tympanique a moins
de tendance à retomber malade : alors, on peut songer à
faire cicatriser la perforation. On croyait, du temps d'Itard,
qu'une grande perforation était incurable ; depuis cette
époque de nombreux faits sont venus confirmer les résultats que Triquet avait obtenus quelquefois. M. Véra, dans
sa thèse inaugurale, a fait connaître un certain nombre de
guérisons obtenues à la clinique de M. Miot ; nous-même
nous avons observé chez lui un certain nombre de cas,
dans lesquels la perforation occupait toute la moitié postérieure, moins une bordure périphérique d'un millimètre de
largeur environ, ou dans d'autres cas était plus étendue
encore et cependant, après des applications successives de
tympan artificiel tous les 7, 8 ou 15 jours, la perforation
s'est cicatrisée.

Ces causes que nous venons de signaler, l'état pathologique de la muqueuse naso-pharyngienne et la persistance
de la perforation tympanique ne sont pas les seules respon-
sables des récidives que l'on observe dans les suppurations
de l'oreille moyenne.

Les otorrhées invétérées s'accompagnent de l'hypertrophie du tissu conjonctif et donnent lieu à la formation de
masses polypeuses par l'irritation que détermine le pus.
Cette irritation suffit à provoquer leur développement, car
on peut les faire disparaître par de simples lavages ; mais
il n'est pas souvent aussi facile de les éliminer.

Quand il y a carie ou nécrose, les granulations et les
petits polypes disparaisseut spontanément si l'on pratique
l'ablation des sequestres.

Si la carie n'existe pas il faut enlever les masses polypeuses.

On a opéré les granulations et les petits polypes mous du conduit par le grattage. Celui-ci est souvent très douloureux. La ligature employée autrefois, est avantageusement remplacée par le serre-nœud. Si certains auteurs l'emploient, d'autres la rejettent complètement et la remplacent avec avantage par le polypotome électrique.

On a employé l'incision avec le bistouri ou les ciseaux. L'extraction des granulations molles, à pédicule mince, peu résistant, se fait quelquefois à l'aide de la curette mousse ou tranchante, ce qui constitue l'opération par raclage de Desmonceaux.

Les cautères électriques sont d'un emploi plus facile, plus sûr, plus rapide et doivent faire rejeter complètement les autres instruments.

Ceux qui n'emploient pas le galvano-cautère, sont obligés, après avoir opéré les granulations et les masses polypeuses, d'employer des médicaments pour faire disparaître les racines de celles-ci. Dans ce but, on a employé le nitrate d'argent ; cet agent est très dangereux : M. Miot a observé une paralysie faciale incurable à la suite d'une application de nitrate d'argent en cylindre (une partie du bâton était tombée dans la caisse et avait déterminé probablement une ostéite du canal de Fallope.

On s'est servi du sulfate de cuivre (Lucœ), d'injections interstitielles de perchlorure de fer (Clarke), de pâte de Vienne portée au contact de la végétation à l'aide d'un tube de verre. Pour finir cette énumération, nous dirons que l'on a employé tous les médicaments caustiques.

M. Miot n'a presque jamais recours à ces procédés, il se sert du galvano-cautère parce qu'il constitue un moyen rapide, après lequel il n'est pas obligé de s'occuper des racines des végétations, du moins dans l'immense majorité des cas.

GALVANO-CAUSTIQUE

La pile dont se sert M. Miot est une pile de Grenel munie de fils conducteurs et d'un manche auquel il fixe divers cautères que nous allons décrire.

Le manche n'a rien de particulier à noter.

Les cautères ont une forme variable, suivant les indications que l'on doit remplir. D'abord les tiges au bout desquelles ils sont fixés, sont minces, afin de ne pas trop diminuer la largeur du conduit, et par suite la quantité de rayons lumineux réfléchis.

Le cautère 1 a la forme d'une tige fine à pointe mousse : il est destiné à détruire les petites granulations, ou bien à cautériser l'intérieur d'un follicule sébacé, d'une glande cérumineuse, ou d'un trajet fistuleux.

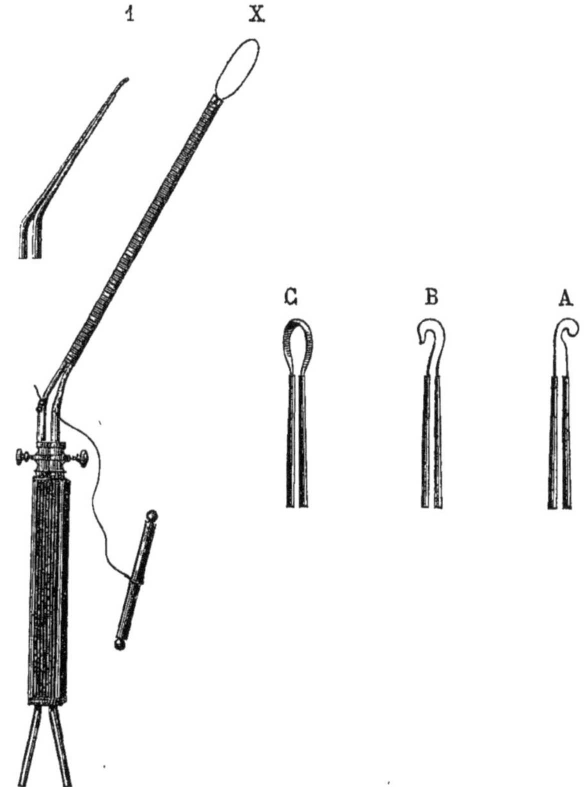

Le cautére A est arrondi ; il forme un angle droit ou obtus avéc les tiges qui le supportent ou se trouve placé dans le même plan que ces dernières. Il est destiné à détruire les tissus pathologiques du conduit, de la menbrane du tympan ou de la cavité tympanique.

Le cautère B a la forme d'une serpette. Il est destiné à détacher les petites granulations à pédicule étroit.

Le cautère X a la forme d'un écraseur. M. Miot l'em-

ploie pour faire la section de certains fibromes de l'oreille,
qui en raison de leur grande résistance, ne peuvent pas
être coupés avec les écraseurs ordinaires. Après avoir
remarqué plusieurs fois que le fil cassait près de la vis qui
le retient fixe à l'une de ses extrémités, il a fait fixer une
pédale de manière à faire rentrer en même temps les deux
bouts du fil dans le tube creux.

Le cautère C a la forme d'une lamelle assez mince, il
est destiné à l'ouverture des abcès superficiels de la région
mastoïdienne.

Ces cautères doivent toujours avoir de petites dimensions parce qu'ils produisent ainsi très peu de rayonnement
et qu'ils sont destinés à détruire seulement des tissus pathologiques ayant un petit volume. Ils ont de plus le grand
avantage de s'échauffer et de se refroidir très vite de telle
sorte qu'en les retirant du conduit auditif externe on court
moins le risque de brûler les parties que l'on veut ménager.

Quand on veut se servir de l'un des cautères que nous
venons de décrire, on doit saisir le manche comme une
plume à écrire, en ayant soin de placer le bouton vis à vis
le pouce ou l'index, afin de pouvoir ouvrir ou fermer le
courant avec facilité.
Pour détruire une granulation ayant son point d'implan-
tation sur l'une des parois du conduit, M. Miot introduit le
cautère (1 ou A) jusqu'à ce qu'il touche cette granulation ;
il fait passer le courant et la détruit complètement par un
seul ou plusieurs attouchements. A mesure que l'on appro-

che des tissus sains, il faut agir avec lenteur et ne pas vouloir détruire toute la base de la granulation si elle est difficile à atteindre, car il survient souvent une inflammation interstitielle et une résorption de ces tissus. Dans les cas de grosses granulations ou de masses polypeuses, il faut se servir du polypotome galvanique ou bien en enlever une partie avec le polypotome ordinaire et détruire le reste en une ou plusieurs séances de galvano-caustique, chacune d'elles devant être faite à des intervalles de huit, dix ou quinze jours. M. Miot réserve l'emploi exclusif du polypotome galvanique pour les tumeurs très résistantes, comme les fibromes, dont il est très souvent difficile de faire la section avec le simple fil de l'écraseur.

Dans les cas où il existe des granulations à la surface du tympan, on emploie le cautère 1 (ou A), en ayant soin de ne pas entamer trop profondément les tissus, afin de ménager, autant que possible, la membrane et le manche du marteau et de ne pas courir le risque de pénétrer dans la cavité de la caisse.

Dans certains cas de perforation, qui ont une tendance à ne pas se cicatriser, M. Miot n'hésite pas à cautériser légèrement les lèvres, afin de provoquer une production granuleuse qui en amènera la cicatrisation. Si l'on remarque une granulation à la lèvre d'une perforation, développée sur la surface cutanée, on agit comme précédemment, mais si elle est implantée à la surface muqueuse, on doit recourber un peu le cautère 1, de manière à détruire le plus possible cette granulation.

Dans les cas de tuméfaction simple ou de granulations de la muqueuse de la caisse, M. Miot fait des cautérisations étendues et très superficielles sur la muqueuse ou sur les parties les plus saillantes des granulations ; il détermine ainsi une inflammation interstitielle des plus efficaces.

Quand on a affaire à des polypes de la caisse, on détruit le tissu de proche en proche avec le cautère 1 (ou A), en ayant grand soin de faire chaque fois une cautérisation relativement superficielle. Cette manière de procéder permettra de ne pas léser des parties très importantes à ménager, comme le promontoire, les fenêtres et les osselets.

Quant le polype fait une saillie considérable dans le conduit, on enlève toute la partie exubérante autant que possible, et on procède comme nous venons de le dire.

TRAITEMENT ACCESSOIRE

(RÉVULSIF)

Le traitement accessoire ou révulsif trop vanté autrefois, mais trop négligé aujourd'hui, s'adresse :

1° A la peau, et principalement à celle qui recouvre l'apophyse mastoïde.

2° Au tube intestinal.

Révulsifs cutanés. —. Les sangsues et les ventouses ne sont guère efficaces lorsque l'otite moyenne purulente est passée à l'état chronique, mais elles rendent souvent de grands services quand il survient un état aigu sous l'influence du froid, d'une otite circonscrite, de granulations polypeuses comprimant les tissus mous du conduit auditif externe, ou de la cicatrisation intempestive du tympan. On devra dans ces cas avoir recours aux sangsues que l'on posera au pourtour de l'oreille ou bien aux ventouses Heurteloup sur la région mastoïdienne.

. Les vésicatoires sur le bras sont douloureux et désagréables, de plus ils affaiblissent le malade. On ordonnait autrefois des vésicatoires à la nuque ; le frottement des habits et de la chemise en cet endroit déterminent une douleur insupportable, de plus ils sont trop loin de la région malade. Quant aux vésicatoires à l'apophyse mastoïde, ils n'ont pas la même action chez l'enfant et chez l'adulte. L'apophyse mastoïde est d'autant moins développée que l'âge est moins avancé : chez l'enfant, elle est réduite dans l'immense majorité des cas *à une seule cellule*, grosse comme un noyau de cerise ; on agira donc chez lui avec plus d'énergie que chez l'adulte dont l'apophyse mastoïde se compose d'une couche épaisse de cellules. Chez l'enfant pendant l'application du vésicatoire, et un ou deux jours après, l'écoulement purulent augmente ponr diminuer ensuite d'intensité d'une façon remarquable.

(Pour nous assurer de ce que nous avançons, nous avons fait cesser tout traitement actif et n'avons prescrit que des soins de propreté).

M. Miot a remarqué que pour retirer une amélioration durable, il fallait appliquer trois ou quatre petits vésicatoires coup sur coup ; il recommande de les poser ni trop petits ni trop grands, du reste il marque lui-même la forme qu'ils doivent prendre avec un pinceau imbibé de teinture d'iode : ils doivent avoir la forme de la région ; ils seront donc étroits en haut, larges en bas et s'étendront jusqu'à deux travers de doigt au-dessous du lobule de l'oreille.

Nous avons essayé avec M. Miot ce même traitement chez l'adulte et bien que les vésicatoires fussent d'une étendue assez grande, nous n'avons pas obtenu d'effets appréciables.

Le vésicatoire ammoniacal est dangereux à cause des propriétés caustiques et escharrotiques de l'ammoniaque.

La pommade de Gondret ne produit pas les mêmes effets que les vésicatoires, probablement parce que l'action révulsive est moins irritante, néanmoins elle est très utile pour obtenir une vésication rapide.

La pommade stibiée doit être proscrite ; quand elle est fraîche, elle constitue un agent très énergique, qui employé d'une manière intempestive, peut produire de fortes pustules. M. Miot a observé des cas de gangrène et de dénudation de l'apophyse mastoïde ; de plus, elle peut provoquer des adhérences du pli chondro-mastoïdien ; en dernier lieu, les enfants portant souvent leurs mains derrière les oreilles, les portent ensuite à leurs yeux et se donnent ainsi des conjonctivites très fortes, quelquefois même des kératites.

On a employé beaucoup la teinture d'iode en badigeonnage sur l'apophyse mastoïde ; nous nous sommes servi du même médicament avec M. Miot en ayant soin de badigeonner une surface plus grande jusqu'à deux travers de doigt au-dessous du lobule : nous n'avons jamais obtenu une révulsion bien énergique. Chez des malades qui avaient un écoulement purulent des deux côtés et à peu près équivalent, nous avons employé la teinture d'iode d'un seul côté, en ayant soin de laisser l'autre intact et nous avons pu remarquer que l'effet était insignifiant.

M. Bonnafont a conseillé de faire des cautérisations ponctuées avec un charbon incandescent ; M. Miot, dans le même but, emploie le thermo-cautère et de préférence le galvano-cautère à cause de la facilité avec laquelle on peut interrompre le courant, avantage réel, car si le malade n'était pas tranquille on s'exposerait à léser des parties qui doivent être respectées. Ce moyen peut avoir dans certains cas une grande efficacité lorsque les cautérisations sont faites profondément et à des intervalles de huit à dix jours ; faites superficiellement elles n'ont pas plus d'efficacité que le charbon incandescent de Bonnafont — faites profondément elles agissent comme nous l'avons dit, mais elles ont l'inconvénient de laisser des cicatrices blanches très visibles, peu importantes chez l'homme, à la rigueur, mais très disgracieuses chez la femme. Voilà pourquoi malgré l'action bienfaisante qu'elles exercent, nous n'hésitons pas à les rejeter.

La méthode révulsive comprend non-seulement des révulsifs cutanés, mais encore des dérivatifs sur le tube intestinal.

Les vomitifs ne doivent pas être employés parce que les efforts qu'ils déterminent, congestionnent l'organe de l'ouïe.

On peut agir sur l'intestin par des purgatifs. Suivant les indications, le médecin choisira dans leur classe nombreuse, celui qui lui paraîtra préférable. Les drastiques sont les plus efficaces. L'aloès, excellent purgatif, détermine peu d'irritation locale. Si son usage est continué longtemps, on voit survenir des symptômes de fluxion sanguine vers les organes situés dans le bassin, il rend turgides les vaisseaux hémorrhoïdaux ; aussi le conseille-t-on pour ramener les hémorrhoïdes lorsque la suppression de celles-ci coexiste avec l'apparition d'une otite moyenne purulente.

La scammonée est un purgatif drastique excellent. Son action se porte principalement sur l'intestin grêle. La presque insipidité de la scammonée la rend précieuse dans la thérapeutique infantile.

Deleau, Itard, Triquet employaient beaucoup les révulsifs intestinaux. M. Miot les a expérimentés aux différents âges : il est arrivé aux conclusions suivantes :

Les purgatifs ne sont utiles que dans certains états aigus. Chez les enfants ils doivent être proscrits parce qu'ils produisent, en général, des entéro-colites auxquelles ils sont déjà exposés par l'allaitement artificiel, le sevrage et la dentition.

COMPLICATIONS

Le traitement des suppurations chroniques de l'oreille moyenne est d'une grande importance, et l'on ne saurait trop s'élever contre ce préjugé, partagé quelquefois par des médecins, qu'elles guériront d'elles-mêmes, ou que leur suppression pourrait causer des accidents.

L'ostéite, la carie, la nécrose, et avec elles la méningite, l'encéphalite, la paralysie faciale, la phlébite et la thrombose des sinus méningiens, l'ulcération des vaisseaux voisins de l'oreille et plus particulièrement de la carotide interne, reconnaissent pour cause l'inflammation et la suppuration des parties molles négligées ou mal traitées.

Lorsque les lésions osseuses seront reconnues ou soupçonnées, l'indication sera de prévenir plus que jamais la stagnation du pus à l'aide de lavages fréquents, pratiqués sans violence ou d'autres moyens déjà indiqués. Les instillations médicamenteuses devront être employées avec une grande circonspection et suspendues ou modifiées aussitôt qu'elles détermineront de la douleur. Si l'on ne tenait pas un compte suffisant de cette dernière indication, on s'exposerait à faire naître une ostéo-périostite étendue.

Si, dans le cours d'une otorrhée purulente chronique, des poussées inflammatoires aiguës se déclarent, on aura soin de chercher à s'éclairer sur la cause de ces exacerbations douloureuses, en procédant à un examen attentif de la partie malade ; elles dépendent souvent :

De la présence dans le conduit d'un obstacle mécanique à l'écoulement des matières.

De la formation d'un abcès à l'intérieur ou à l'extérieur de l'oreille.

Si l'obstacle mécanique à l'écoulement des matières est dû à un furoncle ou bien à un abcès, il ne faudra pas hésiter à les ouvrir, pour peu qu'ils rendent l'élimination du pus difficile. ;

Quant à la formation d'un abcès à l'extérieur de l'oreille, il sera important d'établir le diagnostic entre la périostite de l'apophyse mastoïde et la suppuration des cellules mastoïdiennes ; au début, il est aisé de différencier le gonflement qui appartient à l'une ou à l'autre de ces affections (Duplay) :

Périostite simple. — 1. Gonflement diffus.
            2. Disparition du sillon chondro-mast.
            3. Douleur à la pression très marquée, superficielle.

Inflam. des cellules. — 1. Gonflement circonscrit.
            2. Persistance du sillon chondro-mast.
            3. Douleur à la pression moins marquée, profonde.

L'examen du conduit auditif peut fournir de précieux renseignements. L'inflammation se propage quelquefois de la caisse et du conduit au périoste des parties avoisinantes, particulièrement de l'apophyse mastoïde et de la fosse temporale.

La suppuration des cellules mastoïdiennes coexiste presque toujours avec un catarrhe purulent de la caisse.

Que le tympan soit perforé ou intact, l'existence d'une rougeur de la peau avec gonflement œdémateux circonscrit à la paroi postérieure du conduit auditif osseux, constitue un signe à peu près certain de la suppuration des cellules mastoïdiennes (Duplay). Les enfants sont particulièrement sujets aux inflammations de l'antre mastoïdien à la suite d'une accumulation de pus, ou du développement de granulations en cet endroit.

Si les phénomènes ne s'amendent pas, si la température du corps continue à augmenter, il faudra diviser les tissus jusqu'à l'os, à la distance d'un demi à un centimètre de l'insertion du pavillon, verticalement à partir de l'insertion du sterno-cléido-mastoïdien, jusqu'à un centimètre au-dessus du niveau supérieur de l'ouverture du méat auditif. L'infiltration de la peau et des ganglions lymphatiques situés sur le trajet de l'incision est parfois très considérable, et l'on est surpris de la profondeur à laquelle il faut arriver pour rencontrer le périoste. Cette incision est un moyen antiphlogistique ; son influence s'étend aux vaisseaux superficiels, aux vaisseaux de la paroi osseuse et à l'intérieur du crâne, grâce aux rapports qui existent entre les différents districts vasculaires.

Si, après l'ouverture de l'abcès, on trouve l'os ramolli ou rugueux, il faut en enlever toutes les portions malades ; s'il existe une fistule, on l'élargit avec le secours de la sonde cannelée. Quand on tombe sur un os ni ramolli ni riable et que l'on est convaincu de la suppuration des cellules mastoïdiennes, il ne faut pas hésiter à faire la trépanation de l'apophyse, afin d'obtenir une élimination complète des amas du pus qui s'y trouvent entassés.

MÉDICATION DANS UN CAS DONNÉ

Nous avons fait l'énumération des principales médications et des principaux médicaments employés pour combattre le catarrhe purulent de l'oreille et nous avons été étonné, en lisant les auteurs de constater qu'ils n'indiquent pas : *à quelle médication il faut avoir recours dans un cas donné*. Nous allons essayer de combler cette lacune.

Dans l'otite moyenne purulente simple, il faut s'attacher à diminuer le plus vite possible le processus inflammatoire par des instillations d'eau tiède, répétées très fréquemment toutes les demi-heures, s'il le faut, et par des émissions sanguines locales.

Daus l'otite moyenne purulente aiguë, accompagnée de douleurs assez vives, il faut :

1° Commencer par des émissions sanguines pratiquées à la région mastoïdienne (sangsues, ventouses Heurteloup) et répétées plusieurs fois à des intervalles plus ou moins éloignés, suivant l'intensité de l'inflammation ;

2° Pratiquer un grand nombre d'instillations d'eau tiède, dans l'oreille, toutes les demi-heures ou toutes les heures en ayant soin de laisser le liquide pendant cinq ou dix minutes. — Dans certains cas, comme nous l'avons vu prescrire avec succès à la clinique de M. Miot, conseiller une irrigation continue, à pression très faible, pendant plusieurs heures, au moyen du siphon auriculaire ou d'un appareil analogue ;

3° Faire instiller des solutions faiblement astringentes de borax, de sous-acétate de plomb, etc. ; quand l'hyperémie a diminué d'une manière sensible et qu'il n'existe pour ainsi dire, plus de douleur, les solutions seront au cinquautième ou au quarantième et seront faites de deux à trois fois par jour, après avoir lavé le conduit et égoutté suffisamment l'oreille. On rendra l'instillation d'autant plus astringente que l'inflammation diminuera davantage.

Telle est la médication que l'on doit employer dans les cas simples, sans diathèse, sans granulations, sans polypes.

Lorsque l'écoulement résiste à ce traitement, il y a *des granulations, des polypes, un boursoufflement de la muqueuse de la caisse, ou une carie.* Aussi il est important de faire un nouvel examen pour essayer de reconnaître la lésion.

1° *Il y a des granulations.* Elles peuvent siéger :
a. — Dans le conduit.
b. — A la surface du tympan.
c. — Dans la caisse.

Pour les petites granulations du conduit succédant à une otite, les auteurs ont employé du nitrate d'argent, dans le but de produire une inflammation substitutive ; il détermine une otite diffuse ou circonscrite et noircit les parties que l'on doit examiner. Nous le rejetons à cause de ces inconvénients et parce qu'il est inférieur à la médication que nous allons indiquer.

On a aussi employé les astringents. M. Miot a recours, dans ce cas, à la poudre d'iodoforme non désinfectée ; il l'a employée longtemps désinfectée avec de l'essence de néroli,

de vanille et de lavande, mais il a constaté qu'elle deve-
nait moins efficace ; il l'a prescrite aussi, additionnée d'un
dixième ou d'un cinquième de camphre et nous avons
observé qu'elle était alors plus irritante.

Nous emploierons, pour ces motifs, l'iodoforme porphyrisé, non désinfecté. Il faut l'introduire dans le fond du
conduit en quantité suffisante pour recouvrir toutes les
parties malades et renouveler le pansement au bout de
vingt-quatre heures, après avoir ramolli la poudre au
moyen d'une instillation d'eau tiède et l'avoir expulsée par
une injection d'eau tiède également. Au bout de peu de
temps on voit les granulations se modifier et disparaître.

Quand la suppuration devient très peu abondante, les
pansements peuvent n'être renouvelés que tous les deux
ou trois jours ; nous nous contentons alors de saupoudrer
les parties malades. Ce traitement réussit admirablement
chez les scrofuleux.

Si nous avons affaire à de *grosses granulations*, nous
commençons par modifier légèrement l'écoulement par des
injections et des instillations d'eau tiède trois ou quatre fois
par jour ; puis, nous touchons énergiquement les granulations avec le galvano-cautère, en ayant soin de ne pas
les détruire d'emblée ; nous avons constaté, dans quelques
cas, qu'il était survenu une prolifération de tissu à la suite
d'une cautérisation profonde. Une cautérisation relativement superficielle détermine une inflammation interstitielle
de moyenne intensité qui provoque une résorption assez
rapide ; deux ou trois séances faites à huit ou quinze jours
de distance suffisent.

Comme traitement adjuvant on prescrit des injections

d'eau tiède faites doucement et des instillations d'eau tiède trois fois par jour. Si l'on ne veut pas détruire complètement la base des granulations de peur de léser les parties sous-jacentes, on termine le traitement par des applications de poudre d'iodoforme ; nous avons pu remarquer à la clinique que ce mode de traitement réussissait très bien. Les *granulations du tympan* seront traitées de la même manière, avec cette différence, que si l'on emploie la galvano-caustique, on ne devra pas enfoncer trop profondément le cautère de peur d'intéresser toute la membrane.

On pourra enlever les *masses polypeuses* en totalité ou en partie avec l'écraseur. — Si elles formaient des tumeurs résistantes, ne pouvant être coupées par les instruments ordinaires, on pourrait se servir du serre-nœud électrique, à la condition de bien serrer la base, pour ne pas cautériser les parties avoisinantes.

Pour le traitement des *lésions de la caisse*, il y a deux cas à considérer :

1° La perforation est petite.

2° » » est large.

Dans le premier cas, on arrive plus difficilement au traitement. Dans le deuxième, surtout quand il y a destruction de tout le tympan, on a fréquemment un épaississement plus considérable de la muqueuse, mais si les lésions sont plus profondes, il est plus facile d'y porter remède à cause des dimensions plus grandes de l'ouverture : dans ce cas, M. Miot n'hésite pas à faire des cautérisations ponctuées avec le galvano-cautère ; mais cet agent doit être employé avec la plus grande réserve, car il est très facile de léser l'os sous-jacent. Avant d'employer le galvano-cautère, notre maître a l'habitude d'enfoncer un bistouri pointu dans les parties visibles de la muqueuse afin de se rendre compte de l'épaississement de celle-ci. Lorsqu'il est bien renseigné, grâce à une dizaine de petites ponctions, il promène le galvano-cautère, en faisant des cautèrisations ponctuées comme nous l'avons dit.

Dans les cas de *boursoufflement*, la suppuration est parfois longue. On emploie les irrigations d'eau tiède et les instillations astringentes, en ayant soin d'insuffler de l'air dans la caisse par un des procédés connus, pour faciliter la pénétration du liquide. Si l'écoulement ne cède pas, on injecte dans la caisse, à travers la perforation, au moyen d'une canule coudée à angle obtus, une solution légèrement caustique de nitrate d'argent au trentième et même au vingtième dans quelques cas, tous les cinq ou six jours, en ayant soin de neutraliser chaque fois l'excès de caustique au moyen d'une injection d'eau tiède un peu salée.

Après chaque injection caustique, on prescrit des instillations d'eau tiède pendant deux ou trois jours, pour faire tomber l'inflammation produite. — Indépendamment de ce traitement, on peut employer des moyens adjuvants : chez les enfants, les vésicatoires coup sur coup sont très efficaces, nous avons déjà vu que chez l'adulte ils produisent un effet bien moindre. Les auteurs ont eu le tort d'appliquer les vésicatoires d'une manière générale, aussi bien chez l'adulte que chez l'enfant, et à n'importe quelle période de l'affection. C'est dans les cas de *boursoufflement* de la muqueuse qu'ils devront être usités, car les cas simples guériront sans eux et les cas compliqués n'en retireraient pas un assez grand bénéfice. Nous avons déjà parlé des dimensions qu'ils doivent avoir, nous n'y reviendrons pas.

Quand la suppuration a résisté à ce traitement, M. Miot n'hésite pas à élargir la perforation au moyen du galvano-cautère pour faciliter l'examen de l'intérieur de la caisse.

Quand *il y a un polype dans la caisse*, cette végétation peut sortir à travers la perforation, faire hernie dans le conduit et être prise pour un polype du tympan.

Dans ce cas, on détruira la partie exubérante avec un écraseur, ou, s'il est possible, avec le galvano-cautère. Pour agir sur la partie intra-tympanique, il faut, de toute nécessité, agrandir la perforation avec le galvano-cautère et agir sur le reste du polype, comme nous l'avons vu au sujet des grosses granulations du conduit.

Dans quelques cas, on a affaire à des *bourgeons charnus*, à des *masses polypeuses invisibles* qu'il est impossible de modifier par des instillations caustiques ou qui résistent à tous les traitements.

Si l'on a constaté la présence de parcelles osseuses dans le pus, on est certain qu'il y a carie de l'os : alors, il faut faciliter l'écoulement de la matière purulente en élargissant le trajet fistuleux, s'il existe, en agrandissant la perforation du tympan, ou bien en perforant cette membrane si elle n'est pas déchirée; on rendra, en même temps, plus facile l'introduction des liquides médicamenteux. Quand on aura un séquestre non mobile, dont on ne pourra délimiter l'étendue, il serait très imprudent de vouloir l'enlever de vive force, car il pourrait être en rapport avec des organes tels que la jugulaire et la carotide etc. Dans ce cas, la suppuration est très longue et il peut survenir des complications.

Lorsqu'on pourra supposer qu'un lavage allant de l'apophyse mastoïde à la caisse et au conduit serait utile, on sera autorisé à faire la trépanation de cette éminence ; mais avant de la pratiquer M. le professeur Richet applique un *pois à cautère* sur la peau qui la recouvre. On a, par cette opération, obtenu la guérison de certains états pathologiques qui avaient résisté à tous les traitements (Richet, S. Duplay, Péan, Miot, etc.).

CONCLUSIONS

1° Le traitement général et le traitement révulsif doivent être considérés comme des moyens adjuvants dans tous les cas, et curatifs dans quelques uns.

2° Les auteurs ont prescrit de nombreux médicaments locaux contre la suppuration de l'oreille moyenne ; mais ils ont eu le tort de ne pas s'occuper de la médication dans un cas donné, ordonnant à peu près le même traitement dans les cas simples et les cas compliqués.

3° Les suppurations simples, c'est-à-dire sans modification profonde des tissus mous du conduit, du tympan, de la caisse, lorsqu'elles n'existent pas chez des individus diathésiques ou soumis à une mauvaise hygiène et qu'elles ne sont pas liées à un état morbide des organes, guérissent très rapidement, avec des moyens très simples (injections et instillations d'eau tiède ou un peu astringente).

4° Les suppurations qui paraissent devoir tarir très vite, sont presque toujours de longue durée lorsqu'elles affectent des individus diathésiques et qu'il ne leur est pas opposé un traitement énergique.

Dans ces cas, il survient rapidement des granulations plus ou moins volumineuses dans le tiers postéro-supérieur de la portion osseuse, au niveau du cadre osseux, ou sur la membrane du tympan, ou encore sur la muqueuse de la caisse et assez fréquemment des myxomes et des fibromes.

5° Lorsque des granulations ou des masses polypeuses se sont formées, il faut les enlever, afin de réduire à l'état simple un cas compliqué. Les auteurs ont employé, dans ce but, des médicaments et des médications d'une efficacité plus ou moins évidente. Les Allemands, et M. Miot, en France ont employé pour les détruire, la galvano-caustique moyen rapide et puissant.

6° Lorsque les granulations ou les masses polypeuses sont détruites, on doit réduire l'activité sécrétante de la muqueuse.

L'iodoforme en poudre, non désinfecté, donne presque toujours d'excellents résultats, surtout chez les sujets lymphatiques ou scrofuleux ; désinfecté ou en pommade, il a une efficacité beaucoup moins grande.

L'acide borique en poudre nous a rendu des services chez les individu peu diathésiques ; dissous dans la glycérine ou dans l'eau, il a une action assez faible.

Parmi les astringents, le sous-acétate de plomb et le sulfate d'alumine en solution, associé ou non au chloral, sont les meilleurs que l'on puisse employer.

7° Lorsqu'il y a des lésions osseuses, le traitement est subordonné à ces complications.

OBSERVATIONS

Pour éviter la lecture de nombreuses obsevations, toutes relatées dans un style à peu près identique, nous les avons résumées dans le tableau suivant qui peut en donner une idée à peu près complète.

Nous avons inscrit dans ce tableau cinquante observations résumées, toutes puisées chez M. C. Miot, 35 recueillies par nous à sa Clinique et 15 dues à son obligeance. Nous nous sommes efforcé d'être aussi clair que possible, tout en respectant les données de l'observation. Pour atteindre ce but, nous avons été forcé de passer sous silence le traitement général ; tout médecin le connaît et, du reste, nous en avons dit un mot au commencement de ce travail. Quant au traitement local, nous avons pensé qu'il était bon de se servir d'abréviations pour sa description, toujours dans le but de réaliser la plus grande clarté possible ; aussi nous nous sommes permis de désigner par :

S. A. . . . . Sans amélioration
A . . . . Amélioration
G^{de} A . . . . Grande amélioration
Gson . . . . Guérison
Supp. . . . . On supprime
Paroi post. Sup . . . . Paroi postéro-supérieure
                      de la portion osseuse du conduit
Perf. . . . . Perforation.

De plus, nous avons omis l'indication des années, par-

ce que nos observations portent toutes sur des malades exa-
minés à la fin de l'année 1882 et au commencement de
celle de 1883.

Nous avons fait suivre ce tableau de quelques observations d'otites suppurées, liées à des influences organiques,
parce qu'il nous a été impossible de les insérer avec les
autres.

Nᵒˢ	1ᵉʳ jour	Dernier jour	Noms	Diagnostic	S. acétate de Pb.	Sulf. d'alumine	Acide borique	Iodoforme	Galvano-cautère	Remarques
1	18 sept. 1882	19 mars Gᵈᵉ A.	M. F..., 20 ans Lymphatique	Début : 9 ans. — Or. g. Destruction presque totale du tympan. — Manche du marteau disséqué. — Gonflement du conduit. — Granulations (paroi post-sup).		18 sept. 1882. 24 nov. S. a.	26 janvier 19 févr. S. A.	24 novembre 18 décemb. Gˢᵒⁿ 22 déc. Rechute 15 janvier. Gˢᵒⁿ 26 janv. Rechute		Le 19 février, a touché les granulations avec l'aci chromique. 19 mars, il n'exis plus qu'un suint ment.
2	19 déc.	21 mars Gᵈᵉ A.	M. D..., 14 ans Lymphatique	Début : 1 an. — Or. d. Perf. antéro-sup. présentant un bourgeon charnu à sa lèvre sup. — Ecoulement sanieux, fétide.		14 février 21 mars. Gᵈᵉ A		19 décembre 14 février. Supp. Grande A.	31 janv. 7 février 2 mars	21 mars, il exis encore un peu suintement.
3	15 déc.	22 déc. Gˢᵒⁿ	Dlle J. C..., 20 mois Lymphatique	Début : 8 mois. — Perf. centrale, petite. — Ecoulement abondant, fétide.				15 décembre 22 décemb. Gˢᵒⁿ		22 décembre. C catrisation de la p tite perforation. - Collection liqui dans la caisse (tympan bombe dehors et l'enfa pousse des cris co tinuels). Myringode tomie.
4	13 déc.	7 mars Gˢᵒⁿ	M. J. Th..., 9 ans Lymphatique	Début : 3 ans. — Perf. centrale. — Otite moy. fongueuse. — Ecoulement abondant, fétide. — Granulations (paroi post-sup.).		13 décembre 22 déc. S. a.	22 décembre 26 janvier. A	26 janvier 5 février. Supp. 14 février 7 mars. Gˢᵒⁿ		5 février. On supprimé l'iodofo me : abcès du cor duit. 9 février. 3 vésic toires volants.

1ᵉʳ jour	Dernier jour	Noms	Diagnostic	S. acétate de Pb.	Sulf. d'alumine	Acide borique	Iodoforme	Galvano-cautère	Remarques
24 nov.	26 févr. Gson	M. G. G..., 17 ans Lymphatique	Début : 1 an (refroidissement). — Perforat. centrale. — Ecoulement t. fétide. — Granulations (paroi post. sup.).		24 nov. 8 déc. S. a.		8 décembre 12 déc. Gson 22 janv. Rechute 26 janv. Gson 29 janv. Rechute 26 févr. Gson	29 janv.	Nous avons revu le malade plusieurs fois : la guérison se maintient.
20 déc.	17 janv. Gson	Dlle B..., 15 ans Lymphatique	Début : Perfor. antéro-moy. — Ecoulement fétide. — Granulation polypeuse de la couche muqueuse du tympan.			20 décembre 10 janvier. Gson		27 déc.	On a détruit dans une seule séance la granulat. polypeuse.
28 déc.	21 févr. Gson	Mme L..., 50 ans	Or. g. Début : 3 ans. — Perforation centrale. — Ecoulement peu abondant.			28 décembre 21 février. Supp. Gson			On applique un tympan artificiel, pour aider à la cicatrisation de la menbrane.
13 déc.	2 mars Gson	M. L..., 11 ans Rhinopharyngite	Or. d. début : 2 ans. — Perfor. antéro-moy. — Ecoulement abondant. — Mamelon polypeux au tiers postéro-sup. du tympan.		13 déc. 15 janv. Supp. S. a.		16 février 2 mars. Supp. Gson	15 janv. 21 janv. 2 février 9 février 16 févr.	
19 déc.	22 déc. Gson	M. V..., 55 ans	Début : récent. — Perforation centrale, petite. — Ecoulement t. abondant.				19 décembre 22 déc. Supp. Gson		Ce malade avait eu une otite moy. aiguë (courant d'air).
3 janv.	2 mars Gson	M. J..., 17 ans Lymphatique	Début : ancien. — Or. g. Perforat. centrale. — Ecoulement fétide. — Granulations de la paroi postéro-sup.	21 février 2 mars. Gson		3 janvier 21 janvier. Gson 23 janv. Rechute	23 janvier 2 février. Gson 9 févr. Rechute	9 février 16 févr. 21 févr.	Nous avons revu le malade, les granulations n'ont pas reparu et la guérison se maintient.

N°	1er jour	Dernier jour	Noms	Diagnostic	S. acétate de Pb.	Sulf. d'alumine	Acide borique	Iodoforme	Galvano-cautère	Remarques
11	15 déc.	?	M. G..., 13 ans 1/2 Lymphatique	Début : 3 ans. — Perf. postéro-moy. — Ecoulement abondant. — Granulations de la paroi postéro-sup. de la portion osseuse.		15 décembre 27 déc. A		27 décembre 12 janv. G^{son} 17 janv. Rechute	17 janv. 21 janv.	Malade perdu ⌐ vue.
12	6 déc.	?	M. R..., 7 ans Lymphatique	Début : 4 ans. — Destruction des tympans. — Ecoulement très fétide. — Granulations du conduit et de la caisse.				6 décembre 15 déc. Supp.		15 décembre. C⌐ a supprimé l'iod⌐ forme parce que ⌐ malade avait d⌐ maux de tête, perte d'appétit.
13	23 août	14 févr. G^{son}	Dlle V..., 17 ans Lymphatique Catarrhe naso-ph.	Début : ancien. — Perforat. postéro-moy. — Ecoulement très fétide. — Granulations de la paroi postéro-sup. (portion osseuse) en forme de chapelet.			23 août 1/50 20 déc. S. a. 10 janvier 17 janvier G^{son} 7 février. G^{son} 14 février. G^{son}	20 décembre 10 janv. Supp.		Le 10 janvier, ⌐ a supp. l'iodoform⌐ parce qu'il était su⌐ venu de l'otite di⌐ fuse.
14	23 oct.	12 janv. G^{son}	Dlle E. F..., 16 ans Lymphatique	Début : ancien. — Perf. centrale. — Ecoulement t. fétide. — Rougeur générale de la portion osseuse et du tympan vers sa partie postéro-infér.		27 novembre 12 déc. S. a. 5 janv. S. a.	5 janvier 12 janvier. G^{son}	23 octobre. 27 novembre. A		On a supprim⌐ l'iodof. parce que ⌐ malade en était tr⌐ incommodée ; e⌐ avait perdu, aus⌐ l'appétit.
15	24 nov.	? A	Dlle E. L..., 45 ans Syphilitique ?	Début : ancien. — Il existe au fond de l'oreille une vaste surface granuleuse d'aspect framboisé, rose vif. — Ecoulement abondant.		24 novembre 10 janv. S. a.	10 janvier 7 mars. A		3 janv. 10 janv. 31 janv. 7 févr. 21 févr.	Examen histolog⌐ que : Papillom⌐ Grâce à la galvan⌐ caustique on a p⌐ débarrasser le co⌐ duit et voir que ⌐ masse polypeuse v⌐ nait de la caisse.

	1er jour	Dernier jour	Noms	Diagnostic	S. acétate de Pb.	Sulf. d'alumine	Acide borique	Iodoforme	Galvano-cautère	Remarques
16	27 nov.	23 janv. Gson	Mme M..., 27 ans Dents cariées et névralgies conséc.	Début : 1 an. — Perf. centrale. — Battements considérables. — Ecoulement séro-purulent.		27 novembre 1er déc. S. a.	21 décembre 5 janvier A 10 janvier Gson 23 janvier Gson	1er décembre 12 décembre A 21 déc. Rechute		Le 5 janvier, la malade, sur nos conseils, s'est fait enlever les mauvaises dents.
17	6 nov.	23 févr. Gson	M. L. M..., 18 ans Lymphatique	Début : six mois. — Perforation large; centrale. — Gonflement de la peau du conduit et de la couche cutanée du tympan. — Liquide fétide. Bourgeons charnus, fongueux.		6 novembre 1er déc. A	1er décembre 15 déc. Rechute	15 décembre 12 janvier A 7 février Gson 23 février Gson	12 janv. 15 janv. 21 janv. 31 janv.	Chez ce malade, les bourgeons charnus entretenaient manifest. la suppuration.
18	22 janv.	19 mars Gson	M. L. G..., 15 ans Lympathique	Début : 4 ans (f. typh.). — Perfor. postéro-moy. — Granulation implantée sur la muq. du tympan. — Ecoulement abondant et fétide.	13 février 16 février. A 2 mars. Gson		2 mars 19 mars Gson		22 janv. 2 février 7 février 13 févr.	On a mis de l'acide borique après la guérison, pour faire un pansement par occlusion.
19	15 janv.	2 mars Gson	M. F..., 35 ans Presque toutes les dents cariées.	Début : un an. — Perforat. postéro-moy. — Ecoulement séro-purulent.	15 janvier 2 février. A			2 février 7 février gde A 2 mars Gson		Après l'ablation des dents cariées, la guérison a marché rapidement.
20	19 janv.	2 février Gson	M. C..., 13 ans Lymphatique	Début : trois ans. — Perforation antéro-moy. — Suintement purulent.			19 janvier 2 février Gson			On fait des applications successives de tympan artificiel (rondelle d'ouate trempée dans la glycérine). 1er tympan, 2 mars. Dernier tympan, 7 mars. Perforat. cicatrisée.

N°s	1er jour	Dernier jour	Noms	Diagnostic	S. acétate de Pb.	Sulf. d'alumine	Acide borique	Iodoforme	Galvano-cautère	Remarques
21	22 janv.	9 mars A	Mlle H. G..., 18 ans Lymphatique, n'a été réglée que 2 fois, à 2 ans d'inter-valle	Début : 1 an. — Perf. centrale. — Ecoulement très fétide. — Petites granulations de la paroi postéro-sup. du conduit auditif osseux.		22 janvier 2 février S. a.	27 février 9 mars A	2 février 9 février A 21 févr. Rechute	21 févr. 27 févr.	On a institué ... traitement toniqu... qui probableme... n'a pas été exécut...
22	15 janv.	7 février Gson	M. St..., 10 ans Lymphatique	Début : un mois. — Myringite granuleuse. — Perforation consécutive. — Ecoulement abondant.	15 janv. 21 janv. S. A			21 janvier 24 janvier A 2 février A 7 février Gson		
23	24 janv.	21 févr. Gson	Mme D..., 50 ans	Début : 40 ans. — Perforation centrale. — Suintement.	24 janv. 24 fév. A		2 février 21 février Gson			On applique d... rondelles d'ouates... la perforation. L... bords de celles... n'en sont nulleme... incommodés et co... me il n'y a pl... d'écoulement, ... tympan reste ... place 1 mois.
24	26 janv.	7 février Gson	M. D..., 9 ans Lymphatique	Début : six mois. — Perforation postéro-inf. — Ecoulement t. fétide. — Granulation à la lèvre sup. de la perforation (couche muqueuse).	26 janv. 2 fév. A		2 février 7 février Gson		2 février 7 février	On continue poudre d'acide bor... que (pansement p... occlusion).
25	7 février	19 mars Gson	Dlle B., 7 ans, lymphatique. Ca-tarrhe naso-ph.	Début : 8 mois. — Perforation petite. — Ecoulement abondant, t. fétide.			2 mars 19 mars. Gson	7 février 12 févr. Supp. 16 février 26 févr. Gde A		On a supprim... l'iodoforme le 12 f... vrier, à cause d... douleurs de tête.

	1er jour	Dernier jour	Noms	Diagnostic	S. acétate de Pb.	Sulf. d'alumine	Acide borique	Iodoforme	Galvano-cautère	Remarques
6	7 février	21 mars Gson	Dlle G. D., 35 ans	Début : 5 mois. — Perforation centrale. — Granulations au niveau du cadre osseux.		7 février 23 févr. S. A	23 février 26 février. A 7 mars. Gde A 21 mars. Gson		9 février 23 févr. 26 févr.	La perforat. a été occasionnée par une injection trop forte. Les 9 et 23 février on a appliqué des pointes de feu à l'apophyse mast. Le 26, on a détruit les granulations.
7	12 févr.	23 mars Gson	Dlle E. L., 4 ans 1/2. Lymphatique. Cicatrices de ganglions suppurés (cou)	Début : 1 an. — Destruction des deux tympans. — Ecoulement abondant. — t. fétide.		12 févr. 21 févr. A 7 mars. A 23 mars. Gson				On applique de petits vésicatoires volants derrière les oreilles, coup sur coup (3).
8	12 févr.	?	M. R., 55 ans. Herpétique	Début : 2 mois. — Perforation centrale. — Ecoulement t. abondant.		9 févr. (Lariboisière) 12 févr. A 19 févr. A 21 févr. Supp.				Le sulfate d'alumine a été supprimé, parce que la perforation s'étant cicatrisée, une collection liquide s'était formée dans la caisse, douleurs. Perforat. art., le 12 mars.
9	14 févr.	21 mars A	M. C., 12 ans 1/2. Lymphatique	Début : 6 ans. — Destruction des tympans. — Ecoulement abondant. — Ecoulement fétide.	14 fév. Or. d. 7 mars S. A.		14 févr. Or. gche. 7 mars. S. a. 21 mars. A	7 mars. Or. d. 21 mars. A		Abcès derrière l'oreille à l'âge de deux ans. Fistule de 2 à 6 ans. Ecoulement depuis.

N°	1er jour	Dernier jour	Noms	Diagnostic	S. acétate de Pb.	Sulf. d'alumine	Acide borique	Iodoforme	Galvano-cautère	Remarques
30	21 févr.	16 mars Gson	M. Ch., 5 ans. Lymphatique	Début : 1 an. — Perf. centrale. — Ecoulement fétide.	21 février 7mars. A. 16 mars. Gson					21 février. Vésicatoire volant derrière l'oreille. 16 mars. Dès que l'écoulement a été guéri : kératite phlycténulaire du même côté.
31	5 mars	21 mars Gson	Mme Ch. 45 ans » Dents cariées	Début : 8 jours. — Perforation antéro-inf. — Ecoulement abondant.				5 mars 17 mars A 21 mars Gson		La perforation du tympan est consécutive à l'instillation de quelques gouttes de chloroforme dans le but de calmer une névralgie dentaire.
32	5 mars	23 mars Gson ?	M. D... 17 ans Bec de lièvre Perf. congénitale de la voûte palatine	Début : 5 ans. — Perf. centrale des deux tympans. — Ecoulement peu abondant, fétide. — Fines granulations de la paroi postéro-sup. des deux côtés.				5 mars 16 mars A 21 mars A 23 mars Gson		L'écoulement est complètement tari. Mais comme les granulations ne sont qu'affaissées, il est probable que la suppuration reviendra.
33	7 mars	23 mars Gson	M. R... 10 ans Lymphatique	Début : 5 ans. — Perf. du tympan. — Ecoulement abondant. — Polype de la paroi post. sup. de la portion osseuse.		7 mars 12 mars S. a.	21 mars 23 mars Gson		12 mars 16 mars 19 mars 21 mars	Le 21 mars, tous les tissus sont pâles et le petit polype est détruit.
34	9 mars	23 mars A	M. G.. Br... 1 an Lymphatique	Début : 1 an. — Ecoulement purulent. — Grosse granulation de la paroi postéro-sup. — Abcès sous-périostique.		9 mars 16 mars A 23 mars A				L'écoulement date de la vie intra-utérine ou des premiers jours de la naissance, — 9 mars, ouverture de l'abcès.

1er jour	Dernier jour	Noms	Diagnostic	S. acétate de Pb.	Sulf. d'alumine	Acide borique	Iodoforme	Galvano-cautère	Remarques
26 février	19 mars Gson	Mme Gr... 26 ans Herpétique	Début : 12 ans. — Perforation antéro-moy. — Ecoulement fétide.			26 février 1er mars A 19 mars Gson			A l'âge de 14 ans, chûte sur l'oreille, et rupture probable du tympan.
12 juillet	26 juillet Gson	M. M..., 40 ans Herpétique	Début : 1 an 1/2 (après angine). — Perf. petite, centrale. — Granulation á la lèvre sup. (couche cutanée). — Bords hyperémiés, un peu épaissis.	12 juillet 18 juil. Supp. S. a.			18 juillet 26 juillet. Gson		26 juillet. On applique un tympan artif. avec une lamelle de coton trempée dans la glycérine. 20 août. Cicatrisation.
1er août	22 nov. Gson	M. N..., 32 ans Lymphatique	Début : 24 ans.— Destruction presque totale du tympan. — Résorption du manche du marteau . — Granulation énorme au pôle supérieur de la membrane (caisse).		1er août août. Supp. S. a.		5 août 15 sept. A 22 nov. Gson	5 août	5 août. On enlève la granulation d'un seul coup. Pendant l'emploi de l'iodoforme, ce malade avait perdu l'appétit.
20 sept.	23 oct. Gson	M B.... 8 ans 1/2 Lymphatique, Rhino-pharyngite Hypertrophie des amygd.	Début : 6 ans (rougeole). — Destruction du tympan. — Ecoulement fétide. — La muq. de la caisse bourgeonne.	20 sept. 22 sept. Supp.			1er oct. 23 oct. Gson	22 sept. 30 sept.	Les 22 et 30 septembre on a promené le cautère sur les bourgeons de la caisse. Le 1er octobre celle-ci est devenue blanchâtre.
27 sept.	2 nov. Gson	Mme J..., 30 ans	Début : ancien. — Tympan détruit.— Ecoulement abondant. — Bourgeons charnus implantés sur le promontoire.			29 septembre. 2 oct. Gson		27 sept. 6 oct. 14 oct.	Le 6 novembre on a été obligé d'enlever un peu de tympan afin de pouvoir atteindre toutes les granulations.

N^os	1er jour	Dernier jour	Noms	Diagnostic	S. acétate de Pb.	Sulf. d'alumine	Acide borique	Iodoforme	Galvano-cautère	Remarques
40	29 sept.	6 oct. G^son	M. M..., 15 ans 1/2	Début : 2 mois (eau dans les oreilles).—Perf. antéro-moy. — Granulations de la paroi postéro-sup.	29 sept. 2 oct. Supp.			2 oct. 6 oct. G^son	2 oct.	Les granulatio ont été détruites entier dans une se séance.
41	7 oct.	20 déc. G^son	M. C..., 23 ans Herpétique, Hypertrophie des amygdales.	Début : ancien. — Tympan détruit. — Boursoufflement de la muq. de la caisse.		7 oct. 1er déc. Supp.		1er déc. 20 déc. G^son	9 oct.	Avant d'employ le galvano-cautè M. Miot a fait ponctions avec bistouri pour se re dre compte de l paisseur de la m queuse.
42	19 octob.	30 déc. A	M. T... 16 ans 1/2 Lymphatique Dents cariées	Début : (scarlatine), 8 ans. — Fistule mastoïdienne. — Tuméfaction énorme du conduit auditif externe. — Granulations du conduit.	19 octobre 30 déc. A				20 octob. 22 octob. 26 octob.	On fait toujou des injections par trajet fistuleux (A
43	26 octob.	20 nov. G^son	M. L... 8 ans 1/2 »	Début : (rougeole), 3 ans. — Perforat. postéro-moy. — Ecoulement fétide. — Granulations polypeuses de la paroi postéro-sup.	26 octobre 2 nov. supp. A			2 novembre 20 novemb. G^son	26 octob.	La perforation presque cicatrisée.
44	4 déc.	20 février G^son	Dlle X... 20 mois Lymphatique non sevrée	Otite moyenne purulente double survenue pendant la dentition (myringite phlycténulaire des 2 côtés).— Or. d. abcès sous-périostique.						4 décembre. élargit la perfo tion : écouleme abondant de pu semblable à ce qui sortait du co duit. Injections da la fistule. 20 février, tra cicatrisé.

	1er jour	Dernier jour	Noms	Diagnostic	S. acétate de Pb.	Sulf. d'alumine	Acide borique	Iodoforme	Galvano-cautère	Remarques
45	28 déc.	10 janv. Gson	M. Dr..., 43 ans Rhino-pharyngite herpétique	Début : t. ancien. — Perforation, or. g. — Ecoulement séro-purul. — Granulations de la paroi post. sup. du conduit osseux.				2 janvier 10 janvier Gson	28 déc.	Les granulations ont été abrasées d'emblée.
46	5 janvier	17 mars Gson	M. C... 47 ans	Début : ancien. — Perforat. postéro-moy. — Ecoulement abondant. — Granulations de la paroi int. de la caisse.		5 janvier 7 janv. supp.		20 janvier 15 février A 17 mars Gson	7 janvier 15 janv.	
47	13 janv.	20 février A	M. D... 13 ans Lymphatique	Début : 5 ans.—Perf. centrale. — Granulations du conduit (paroi postéro-sup.).				20 janvier 20 février A	13 janv. 15 janv. 18 janv.	Le 14 janvier, on a mis un séton à la nuque, il n'a pas fait merveille.
48	15 janv.	16 mars Gson	M. M..., 14 ans 1/2 Lymphatique	Début : 11 ans (croup). — Déformation du conduit. — Perforation du tympan invisible. — Ecoulement abondant, fétide.	13 janv. 16 mars. Gson					20 janv., 26 janv., 5 févr., vésicatoires volants derrière l'oreille. On a fait longtemps des insufflations d'air dans la caisse.
49	7 févr.	1er mars Gson	Dlle X..., (sœur du nº 44) 2 ans 1/2	Début : récent (myringite phlycténulaire). — Perforat. petite, postéro-moy. — Ecoulement abondant.	7 février 15 févr. A 1er mars. Gson					7 fév., large vésicatoire volant à l'ap. mastoïde.
50	27 févr.	20 mars Gson	Dlle C..., 17 ans Rhinite ulcéreuse	Début : deux mois. — Perforation petite. — Ecoulement séro-purulent. — Granulations (paroi post. sup. de la port. osseuse).	27 févr. 15 mars. A			15 mars 20 mars Gson	1er mars	Les granulations ont été détruites entièrement dans une seule séance.

Observation I

(Due à l'obligeance de M. C. Miot). Catarrhe purulent des caisses du tympan. — Bourdonnements. — Influence de l'utérus. — Emploi de la pilocarpine. — Guérison.

Mme X..., âgée de 49 ans, jardinière, assez bien réglée est adressée à M. C. Miot par le Dr Dourlan, d'Argenteuil. Cette malade a des bourdonnements vasculaires depuis deux ans dans l'oreille gauche, parfois dans l'oreille droite ; ces bourdonnements varient comme l'état circulatoire : ainsi, ils augmentent quand la malade se penche pour se livrer au travaux du jardinage, lorsqu'elle monte vite un escalier, etc... Il y a quinze jours, elle a eu un coup d'air, à la suite duquel sont survenues des douleurs lancinantes dans les deux oreilles, et puis un écoulement séreux et séro-purulent qui date de cinq jours. Les bourdonnements ont augmenté, ils sont continuels.

Examen de la malade : P. Cr. à la montre, bonne

9 octobre 77   Or. g. Montre au contact ; or. d. 2 centim.

Diapason, mieux perçu à gauche.

Conduits. — Remplis d'un liquide muco-purulent. Le derme est rouge, en grande partie dépourvu de son épiderme.

Tympans. — Épaissis, assez rouges, imbibés dans les deux tiers postéro-supérieurs, moins altérés dans le reste de leur étendue, perforés à leur partie antéro-inférieure.

Trompes d'Eustache. — Larges, engouées. — Gargouillements et sifflements caractéristiques.

Traitement. — Trois sangsues derrière chaque oreille. Instillations d'eau tiède, toutes les heures.

13 octobre. — Instillations d'eau tiède toutes les heures (matin et soir). Injection d'eau tiède abondante, doucement faite.

3 novembre. — Suppuration moins abondante, rougeur vive du conduit et du tympan.

Trois injections d'eau tiède. Trois instillations tièdes, par jour du liquide suivant :

> Hydrate de chloral pur. . . . .   0 gr. 60.
> S. acétate de plomb liquide. . .   2 gr.
> Eeau distillée . . . .   100 gr.

Procédé de Politzer, tous les matins. Insufflations basalmiques, 2 fois par semaine. Pilules de podophylle soir, pour vaincre la constipation habituelle.

20 décembre. — Suppuration tarie.

10 janvier 78. — Après avoir ressenti quelques douleurs dans l'oreille droite pendant deux jours, la malade constate que cette oreille coule ; mais l'écoulement disparaît au bout de quelques jours sous l'influence d'instillations astringentes.

25 janvier. — Insufflations de vapeur d'eau mélangée à des vapeurs balsamiques dans les caisses deux à trois fois par semaine.

2 mars. — Acuité auditive, bonne, des deux oreilles.

8 juillet. — A la suite d'un refroidissement (survenu pendant que cette malade en sueur était dans un courant d'air), douleurs lancinantes dans les deux oreilles et écoulement consécutif qui a été tari au bout de trente-huit jours par des instillations astringentes indiquées précédemment.

Traitement. — Insufflations balsamiques dans les caisses, deux fois par semaine.

25 septembre. — Acuité auditive bonne.

Les bourdonnements ont cessé dans l'oreille droite et existent dans l'oreille gauche. On recommande à la malade de se tenir chaudement les pieds et de faire usage de pilules de podophylle.

4 mars 80. — La malade ressent des bourdonnements dans les deux oreilles. Ils sont parfois intolérables et surtout au moment où elle devrait avoir ses époques (Les règles se sont supprimées depuis 3 mois).

Traitement. — 3 sangsues derrière chaque oreille.
> 1 pilule de podophylle tous les jours.
> 1 bain de pied sinapisé tous les deux jours.

8 janvier 81. — Les bourdonnements ont diminué d'intensité à droite, mais sont assez forts à gauche.

Le tympan gauche étant très déprimé, le manche du marteau très oblique, on fait une application de collodion élastique sur cette membrane.

15 février. — Huit jours après ce pansement, les bourdonnements ont commencé à diminuer dans l'oreille gauche et ont cessé pendant la journée depuis le 23, mais sont restés assez intenses dans la station couchée.

10 mars. — M. Miot enlève le collodion.

Or. dr. 1 m. 50. Or. g. 0 m. 40.

Engouement des trompes; insufflation d'air dans les caisses au moyen de la sonde.

Insufflation de vapeur d'eau et de benjoin dans les caisses, deux fois par semaine.

6 juin. — Audition t. satisfaisante. Bourdonnements faibles à droite, assez forts à gauche.

Traitement. — Tous les deux jours, injection sous-cutanée de cinq gouttes de cette solution :

Chlorhydrate de pilocarpine. . . . .   0 gr. 20
Eau distillée de L. Cerise. . . . .   10 gr.

6 juillet. — On a fait quatorze injections. Les bourdonnements ont cessé et l'audition est bonne des deux côtés.

28 octobre. — La guérison se maintient, les bourdonnements n'ont pas reparu.

Remarque.

Cette observation est intéressante à cause de l'action réflexe de l'utérus sur l'organe de l'ouïe et de l'effet de la pilocarpine sur les bourdonnements. On ne peut nier l'action de l'utérus puisque deux ou trois jours avant l'époque menstruelle, les bourdonnements ont toujours augmenté d'intensité pour diminuer d'une manière sensible pendant les trois ou quatre jours qui ont suivi l'écoulement mensuel.

L'époque de la ménopause arrivée, les bourdonnements ont augmenté et ont toujours été plus forts lorsque la malade devait avoir ses règles. Il est bien certain que si cette malade n'avait pas été sur le point d'atteindre l'âge critique, lorsqu'elle a eu un catarrhe purulent des oreilles moyennes, la muqueuse ne se serait pas congestionnée à plusieurs fois différentes et n'aurait pas suppuré aussi souvent et aussi longtemps. Nous avons observé un certain nombre de malades dans des conditions pareilles et nous avons presque toujours constaté que les rechutes étaient fréquentes.

La pilocarpine a fait disparaître des bourdonnements vasculaires qui dataient déjà d'un certain temps et n'avaient pas été influencés par plusieurs agents thérapeutiques que nous n'avons pas signalés dans l'observation (Bromure de potassium, aconitine, sulfate de quinine...., instillations calmantes dans le conduit, insufflations de vapeur d'eau, de substances balsamiques, de chloroforme, d'éther dans les caisses, quelques séances de courants électriques).

Nous devons dire que l'électricité (courants intermittents et continus) a été employée plusieurs fois, mais à des intervalles trop éloignés, qu'elle a diminué momentanément les bourdonnements, mais ne les a jamais fait disparaître.

La pilocarpine a été employée après les courants continus qui n'ont eu aucun effet, elle a eu une action énergique. Aussi, M. Miot croit que dans des cas pareils il faut employer ce médicament encore plus tôt qu'il ne l'a fait.

Nous avons recueilli à la clinique de **M**. Miot une observation non moins concluante.

OBSERVATION II

Mme S..., 45 ans.

Cette dame a eu beaucoup de chagrins, à la suite desquels, prise de découragement, elle ne travaillait plus. Soit sous cette influence morale, soit à la suite d'une mauvaise nourriture, elle a eu des pertes blanches d'une abondance extraordinaire, pendant trois mois, après lesquels le flux pathologique s'est arrêté. Deux jours après la disparition de la leucorrhée, elle ressentait des douleurs d'oreille très violentes, suivies bientôt d'écoulement purulent. Cet écoulement l'inquiétait fort peu, mais sous l'influence d'un refroidissement la suppuration s'étant arrêtée, elle a eu un abcès sous-périostique pour lequel elle est venue à la clinique de M. Miot.

OBSERVATION III

(Moos, arch. für path. ana. méd. phys, 1876).

D^r médecin 42 ans.

Après un voyage à la campagne, fut pris d'une douleur dans le nerf dentaire sup. droit. — Après quatre jours de souffrances, il se décida à se faire arracher la dent, malgré cela la douleur persista. Le cinquième jour elle se calma, et fut remplacée par une douleur dans l'oreille droite. Le septième jour les 1/4 sup. et post. du tympan étaient jaunes. Le malade n'avait ni corysa, ni catarrhe de l'antre d'Hygmore.

On incisa le tympan, les douleurs diminuèrent et disparurent à la suite d'un écoulement purulent qui guérit au bout de quelques jours.

Lucœ rapporte un cas analogue.

La névralgie dentaire n'est pas toujours nécessaire, une dent cariée suffit. Nous en avons recueilli plusieurs exemples à la clinique de M. Miot, entr'autres le suivant :

OBSERVATION IV

M. Alphonse B. 30 ans.

Écoulement des deux oreilles, datant de l'enfance. Le malade a l'air hébété, qui est propre aux malheureux atteints de diminution considérable de l'acuité auditive depuis longtemps; aussi sommes-nous obligé de demander des renseignements à sa mère. Celle-ci nous dit que son fils a toujours eu de mauvaises dents. Ses dents de lait étaient cariées en totalité. Des dents permanentes il ne reste que des vestiges, inutiles pour la mastication. C'est dans cet état qu'il s'offre à notre observation. Après avoir épuisé les médicaments et les médications dirigés ordinairement avec succès contre les suppurations chroniques de l'oreille, M. Miot s'est demandé, si une cause cachée n'entravait pas la guérison. Nous avons fait cesser tout traitement, et nous l'avons envoyé chez un dentiste. Celui-ci s'est occupé activement de l'état dentaire, a extrait les racines qui ne servaient qu'à entretenir l'inflammation du périoste alvéolo-dentaire et nous l'a renvoyé.

Nous n'oublierons pas l'impression que nous a causé ce malade peu de jours après avoir reçu les soins du dentiste. Le changement d'expression du visage, la vivacité de son regard, nous firent comprendre, avant même de l'examiner, que son état s'était amélioré. Le malade était en traitement depuis deux mois ; on était obligé de crier le plus fort possible à son oreille pour se faire comprendre. Aujourd'hui il entend la voix moyenne à 4 mètres et la petite voix à 60 centimètres.

Nous lui avons conseillé de retourner chez le dentiste et de se faire appliquer une pièce artificielle.

BIBLIOGRAPHIE

DUVERNEY. — Traité de l'organe de l'ouïe. Paris, 1683.

VALSALVA. — Tractatus de aura humana. Genève, 1716.

DESMONCEAUX. — Traité des maladies des yeux et des oreilles. Paris, 1786.

CURTIS. — A Treatise on the physiology and diseases of the ear. London, 1818.

SAISSY. — Essai sur les maladies de l'oreille. Paris, 1827.

SAUNDERS. — The anatomy and diseases of the ear. London, 1829.

WRIGT. — On the varieties of deafness and diseases of the ear. London, 1829.

LINCKE. — Handbuch der ohrenheilkunde. Leipsik, 1837.

ITARD. — Traité des maladies de l'oreille. 2e édit. Paris, 1842.

KRAMER. — Traité des maladies de l'oreille (traduit par Ménière). Paris, 1848.

WILDE. — Pratical observations on aural surgery. London, 1853.

TRIQUET. — Traité pratique des maladies de l'oreille. Paris, 1857.

— — Leçons cliniques. Paris, 1863 et 1866.

BONNAFONT. — Traité des maladies de l'oreille. Paris, 1860.

MOOS. — Klinik der ohrenkrankheiten. Vienne, 1866.

TOYNBEE. — The diseases of the ear. 2e edit. London, 1868.

TROLTSCH. — Traité des maladies de l'oreille, traduction française. Paris, 1870.

C. MIOT. — Traité des maladies de l'oreille. Paris, 1871.

S. DUPLAY. — Traité de pathologie externe. Paris, 1875.

MANSUY. — Écoulement par l'oreille. Thèse. Paris, 1871.

PRÉVOT. — Otite chez les tuberculeux. Paris, 1873.

LAVENTURE-AUGÉ. — Écoulement purulent dans la tuberculose. Paris, 1875.

REY. — Suppuration de l'oreille moyenne. Paris, 1875.

MÉNARD. — Otite moyenne purulente. Paris, 1876.

GIDON. — Otite suppurée. Complications. Paris, 1877.

RICHET. — Traité d'anatomie médico-chirurgicale, Paris, 1877.

BEUGNON. — Otorrhée et ses complications. Paris, 1877.

BRISSON. — Otorrhée sans lésions osseuses. Paris, 1880.

PHILIPPINI. — Traitement de l'otite moyenne suppurée simple par l'acide borique en poudre. Paris, 1881.

Imprimerie A. DERENNE, Mayenne. — Paris, boulev. Saint-Michel, 52.

www.ingramcontent.com/pod-product-compliance
Ingram Content Group UK Ltd.
Pitfield, Milton Keynes, MK11 3LW, UK
UKHW021156220726
13924UKWH00003B/1158